妇产科护理门诊手册系列

高危妊娠护理

主　编　陈丽萍

副主编　刘　冰　杨　帅

编　委　万　静　伍学娟　刘　冰　关春敏　许丹华
　　　　李　萃　李雨芳　李晓林　杨　帅　杨　淳
　　　　张焕芳　陈　云　陈丽萍　陈嘉欣　明小红
　　　　施胜英

U0388041

人民卫生出版社
·北京·

图书在版编目（CIP）数据

高危妊娠护理 / 陈丽萍主编 . -- 北京 ： 人民卫生出版社，2024. 7. --（妇产科护理门诊手册系列）.
ISBN 978-7-117-36595-6

Ⅰ. R473.71

中国国家版本馆 CIP 数据核字第 2024RW7321 号

人卫智网 www.ipmph.com	医学教育、学术、考试、健康，	
	购书智慧智能综合服务平台	
人卫官网 www.pmph.com	人卫官方资讯发布平台	

高危妊娠护理
Gaowei Renshen Huli

主　　编： 陈丽萍
出版发行： 人民卫生出版社（中继线 010-59780011）
地　　址： 北京市朝阳区潘家园南里 19 号
邮　　编： 100021
E - mail： pmph @ pmph.com
购书热线： 010-59787592　010-59787584　010-65264830
印　　刷： 北京市艺辉印刷有限公司
经　　销： 新华书店
开　　本： 787×1092　1/32　　印张：5.5
字　　数： 124 千字
版　　次： 2024 年 7 月第 1 版
印　　次： 2024 年 10 月第 1 次印刷
标准书号： ISBN 978-7-117-36595-6
定　　价： 39.00 元

打击盗版举报电话：010-59787491　E-mail：WQ @ pmph.com
质量问题联系电话：010-59787234　E-mail：zhiliang @ pmph.com
数字融合服务电话：4001118166　　E-mail：zengzhi @ pmph.com

前 言

　　母婴安全是妇女儿童健康的前提和基础。孕产妇死亡率和婴儿死亡率是国际上公认的基础健康指标,也是衡量经济社会发展和人类发展的重要综合性指标。《"健康中国 2030"规划纲要》将孕产妇死亡率、婴儿死亡率作为主要健康指标,提出了明确任务目标。为预防和减少孕产妇和婴儿死亡,切实保障母婴安全,保障全面两孩政策实施,推进健康中国建设。《卫生计生委关于加强母婴安全保障工作的通知》(国卫妇幼发〔2017〕42 号)于 2017 年 7 月发布。通知提出全面开展妊娠风险筛查与评估工作,要求医疗机构严格进行高危专案管理,确保对高危妊娠患者实施专人专案、全程管理、动态监管、集中救治。在提供孕产期保健服务过程中,要对孕产妇妊娠风险进行动态评估,根据病情变化动态调整妊娠风险分级和管理措施,以及时发现、干预影响妊娠的风险因素,从源头防控风险,防范不良妊娠结局,保障母婴安全。高危妊娠患者的筛查与管理是产科医护人员孕产期管理、保健工作的核心内容。因此,我们将高危妊娠护理门诊的实践管理经验通过编写手册,促进落实高危孕产妇专案管理工作,培养高危妊娠护理门诊专科护士。全书内容重视与国内外临床指南专家共识的一致性,充分反映国内外最新和成熟的研究成果,并致力于专科护士理论联系实际及临床思维和能力的培养,力求做到编排合理、内容精选、深浅适宜、详略有度、文字通顺、便于实践的阅读效果。

本书共八章,内容编排根据高危妊娠护理门诊的特点分为基础篇、实践篇和管理篇三大篇。在基础篇中,高危妊娠的病理生理与临床特征是根据各个器官系统来排列的,实践篇的内容则是根据妊娠期和产褥期的顺序来排列的,而管理篇主要介绍了高危妊娠护理门诊的管理模式和规章制度。

全书统一使用全国自然科学名词审定委员会审定的妇产科专用名词。全书除血压应用 mmHg 外,均使用《全国临床检验操作规程(第 4 版)》和原卫生部医政司颁布(2006年)的法定计量单位。全书药物名称使用《新编药物学(第18 版)》和《中国国家处方集(化学药品与生物药品卷)》的法定药名。为体现手册的专业性和适用性,编写单位为广州医科大学附属第三医院,全体编者均为临床一线的产科护士。在本书修订过程中,得到了全体编者及其所在单位的大力支持,在此谨表诚挚谢意!

然而,本书内容和编排难免有不妥之处,殷切希望使用本书的产科同道们给予指正,以便再次修订时纠正和改进。

陈丽萍

2024 年 6 月

目 录

─── ◎ 第一篇 基 础 篇 ◎ ───

─── ◎ 第二篇 实 践 篇 ◎ ───

◎ 第三篇 管 理 篇 ◎

第一篇 基础篇

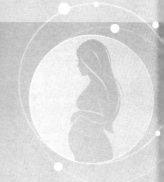

第一章　高危妊娠基本知识

第一节　高危妊娠概述

高危妊娠（high risk pregnancy）是指在妊娠或分娩期间存在可能危害孕妇、胎儿或新生儿健康，或导致不良妊娠结局的各种危险因素的妊娠状态。换句话说，妊娠期有个人或社会不良因素及有某种并发症或合并症等，可能导致难产，甚至危害孕妇、胎儿或新生儿的情况，即高危妊娠。

高危妊娠范畴广泛，基本包括了所有病理产科；具有高危因素的孕妇称为高危孕妇。高危孕妇及新生儿的发病率及病死率均明显高于正常妊娠者。但高危妊娠不一定会造成不良的妊娠结局，经过良好的妊娠期治疗与护理、母胎健康评估与监测，可降低其危险性。

因此，每位孕妇都应该定期前往医院接受检查，积极参与高危妊娠的筛查，接受系统的妊娠期管理，做到早预防、早发现、早干预，及时有效地控制高危因素，避免导致胎儿及孕妇死亡和其他危险情况的出现。对于高危妊娠孕产妇，最重要的心理支持者通常为护士，因为家属往往无法通过一般的妊娠知识理解高危妊娠所带来的影响。高危妊娠的诊断常常使准父母感到困扰与忧虑。护士宜提供心理支持、健康教育、药物宣教及自我照顾的方法，以协助孕妇及其家属适应及顺利度过孕妇的妊娠期与分娩期。

一、高危妊娠的高危因素

（一）孕前高危因素

1. 年龄、身高和体重　孕妇年龄小于 16 岁或大于 35 岁；身高在 145cm 以下，体重在 40kg 以下或超过 85kg 的孕妇。

2. 孕产史　如习惯性流产、早产、死胎、死产、过期妊娠者，以及难产生育史者；曾出现过产程延长、胎儿窒息等不良分娩情况者；或孕产妇曾分娩过巨大儿、低体重儿、畸形儿等。

3. 孕前身体素质　如孕前过于肥胖、营养状态较差、有遗传性家族病史者；曾患有影响骨骼发育疾病者，都是高危妊娠重点人群。

4. 血型　如女方是 O 型血，而配偶是非 O 型血；又或者女方血型为 Rh 阴性，而配偶血型为 Rh 阳性者。

（二）妊娠期高危因素

1. 妊娠期异常情况　妊娠期有前置胎盘、胎盘早剥、羊水过多或过少、胎位不正、过期妊娠、胎儿发育异常、骨盆狭小或畸形等异常情况。

2. 妊娠合并症　妊娠期出现妊娠合并内科疾病，如妊娠糖尿病、妊娠期高血压疾病、妊娠期病毒性肝炎等。

3. 妊娠期感染病毒　如巨细胞病毒、疱疹病毒、风疹病毒等。

4. 有害物质接触史　妊娠早期接触过对人体有害的物质，如放射线、农药、化学性毒药等。

二、高危妊娠的管理

（一）妊娠分类评估

根据高危因素和具体病种的主要指标，孕妇妊娠状况将从"低风险—高风险",进一步细化为5种颜色的分级标识,即"绿(低风险)、黄(一般风险)、橙(较高风险)、红(高风险)、紫(传染病)"。绿色为普通妊娠,黄色、橙色、红色和紫色为合并高危因素的妊娠状况,其中橙色和红色属于严重高危妊娠。详见第七章第一节妊娠风险评估分级。

(二)高危妊娠的监护与转诊

各助产机构应按照机构监护类别,对属于相应类别的孕妇进行监护,提供全程规范化孕产期保健服务。对超出本机构监护类别的孕妇,应及时做好知情告知,建议其转诊至适宜监护类别的助产机构,相关助产机构要做好转诊、接诊工作。

(三)高危妊娠的随访管理

有条件的机构应设立高危妊娠专科门诊及高危妊娠病房,并做到门诊、病房管理一贯制。由高危妊娠护理专科门诊及时落实追踪与随访,特殊情况者收入高危妊娠病房进行严密监护和处理。鼓励院方将高危妊娠管理档案纳入医院信息系统,记录孕产妇高危妊娠的发生、转归和妊娠结局的全过程及转诊情况。

各助产机构应建立高危妊娠孕妇个案追踪、随访及召回的工作机制,通过电话、短信提醒等方式对未按约定时间来复诊的高危妊娠孕妇进行召回及追踪随访,保障母婴安全。

(刘 冰 陈丽萍 陈 云)

第二节　高危妊娠相关合并症、并发症

一、循环系统

（一）妊娠期高血压疾病

1. 病理生理变化

（1）妊娠早期：滋养细胞浸润不足、子宫螺旋动脉重铸障碍导致母胎界面上血液供应不足，胎盘缺血缺氧，这一阶段无明显的临床症状，为临床前期。

（2）妊娠中期、晚期：血液供应不足使母胎界面处于较强的氧化应激环境中，胎盘过度分泌的大量因子及细胞碎片等进入母体血液循环，导致血管内皮损伤，引发母体出现高血压和蛋白尿等症状。

（3）妊娠全程

1）循环血容量相对减少：与正常妊娠相比，静脉血容量降低了20%左右。

2）血液处于高凝的状态。

3）孕期血压波动大：血压一般与全身血管阻力和心排血量成正比。当心排血量增加时，人体可以充分代偿，使全身血管阻力下降，进而降低妊娠早期孕妇的血压。在正常妊娠的中期时，血压持续下降至最低点，即孕妇最终会在妊娠22~24周达到收缩压和舒张压的最低点。随后，血压会稳定上升，直至恢复到妊娠前的水平，并持续到新生儿足月。分娩后，血压会先逐渐下降，然后再次升高，通常在产后3~6天达到高峰。

2. 临床特征

（1）孕前高血压：在妊娠早期或妊娠20周前首次发现

的高血压可能是一个长期存在的慢性疾病。有时需要进行产后 3~6 个月的血压监测,如果血压仍未恢复正常,则可回顾性诊断为孕前高血压。

（2）妊娠引起的高血压:妊娠期高血压和子痫前期是孕妇在妊娠后半期常见的两种状况,通常在分娩后 6 周内自然消退,尽管有时血压可能持续到产后 3 个月才能恢复正常。重要的是,护士需要区分子痫前期与妊娠期高血压,因为子痫前期的妊娠结局往往带来较差的妊娠结局,通常需要孕产妇接受住院治疗。

（3）子痫前期:子痫前期是一种妊娠期特有的、可累及多系统的疾病,具有不可预测性、多变性和广泛性的特点,与弥散性血管内皮功能障碍有关。其临床表现具有显著差异性,各器官受损的严重程度、时间顺序、病情进展等方面均有很大差异。

（4）子痫和其他神经系统表现:抽搐可能发生在产前（45%）、产时（18%~19%）或产后（36%）。13~18 岁的青少年发生子痫的可能性是 20~39 岁妇女的 3 倍。

（二）妊娠期心脏病

1. 病理生理变化

（1）血流动力学变化:孕妇的首要改变是外周血管扩张,导致体循环血管阻力下降,从而使心排血量代偿性增加约 40%,孕妇的心率也相应增加。

（2）心率变化:孕妇的脉搏频率比孕前增加 10~15 次 /min。在妊娠足月时,脉搏频率达到最高值。

（3）心排血量变化:①妊娠期:妊娠 20~28 周时,心排血量达到最大;接近足月时,血量轻度下降,同时孕妇的体位对母体和胎儿的血流动力学有显著的影响。仰卧位时子宫对下腔静脉造成压迫,导致回心血量减少 25%。②分娩期:心排血量进一步增加,心率也更快。第一产程增加 15%,第二产程增加 50%。子宫收缩时,300~500ml 血液自动回输至循环中,使心脏的负荷达到最大。③产后:心排血量会出现即刻的升高,随后约 1 小时心排血量迅速下降至分娩前水平。因此,产后短时间内是心脏病孕妇面临高风险的时段。

（4）人体失代偿:大部合并心血管疾病的孕产妇在第二产程和分娩后,会有肺水肿的风险,可能出现人体失代偿现象,甚至发生心力衰竭。

2. 临床特征　包括心悸、气短、劳力性呼吸困难、经常性胸闷胸痛,可有发绀、杵状指、持续性颈静脉怒张、肺动脉高压等症状。其中,肺动脉高压是一种血流动力学改变,而非特指某种诊断。其定义是非妊娠状态时,不存在左向右分流的情况下,肺动脉平均压升高,静息状态下达到或超过 25mmHg,活动时达到或超过 30mmHg,该类患者的治疗方案应经多学科讨论,计划分娩。

二、血液系统

（一）贫血

1. 病理生理变化

（1）正常妊娠期间血浆容量是逐渐增加的。

（2）大多数孕妇到了妊娠 34 周时,血浆容量增加 50%,并且与新生儿出生体重呈正相关。

（3）由于血浆的增加多于红细胞的增加,血红蛋白、血细胞比容和红细胞计数出现生理性下降。

（4）妊娠期间,铁的需求量增加 2~3 倍,不仅用于合成血红蛋白,而且对于某些酶的合成和胎儿生长也是需要的。妊娠期间叶酸需求量增加 10~20 倍,维生素 B$_{12}$ 需求量增加 2 倍。

2. 临床特征

(1)一些孕妇起初已患有贫血,因而在早期可能出现疲乏、无力、头晕等贫血症状。

(2)大多数孕妇在妊娠晚期出现贫血症状,因为这时对铁的需求达到极量。妊娠期贫血可通过常规检查确诊;同时,患者也可能出现疲劳、嗜睡、头晕或者晕厥等贫血症状。

(二)血小板减少症

1. 病理生理变化

(1)妊娠期血小板减少症:正常妊娠期间血小板计数往往逐渐下降,5%~10% 的孕妇血小板计数可降至血小板减少症水平,即(50~150)×10^{9}L^{-1}。

(2)免疫性血小板减少性紫癜(immune thrombocytopenic purpura,ITP):抗血小板表面抗原的自身抗体可通过网状内皮系统(特别是脾脏)引起外周血血小板破坏。

2. 临床特征

(1)妊娠期血小板减少症是一种良性疾病,即使血小板计数降至 100×10^{9}L^{-1},对母亲或新生儿的不良影响较小。

(2)血小板计数 >50×10^{9}L^{-1},ITP 患者发生毛细血管出血和紫癜可能性小,血小板计数 <20×10^{9}L^{-1},警惕自发性黏膜出血的风险。

(三)血栓性疾病

1. 病理生理变化

(1)妊娠期间,人体凝血系统呈现生理性高凝状态(为产时的止血做准备)。

(2)凝血因子浓度发生变化,纤维蛋白原的水平升高50%。

（3）妊娠过程会改变凝血功能,人体趋向高凝状态,使孕妇在妊娠期及产后易发生静脉血栓。

（4）血栓风险从妊娠早期开始出现,并至少持续到产后12周。

（5）下肢静脉血流淤滞的发生多与血管舒张功能异常、静脉血液流速缓慢相关,其中以左侧下肢静脉血栓形成常见。

2. 临床特征

（1）深静脉血栓形成:妊娠期间左下肢静脉血栓的发病率明显高于右下肢,与非妊娠患者相比,孕产妇发生髂股静脉血栓,比腘静脉血栓更为常见。

（2）肺栓塞:孕产妇发生血栓时,需高度警惕肺栓塞的发生。当孕产妇出现呼吸困难和胸痛、咳嗽、咯血时,尤其是突发性胸痛,应高度重视。

三、泌尿系统

（一）泌尿道感染

1. 病理生理变化

（1）妊娠期间,肾脏及其集合系统的解剖和功能会出现明显的变化,75%~90%的妊娠期菌尿是由大肠埃希菌所致的。

（2）泌尿系统的细菌定植通常是由会阴部的细菌通过上行感染引起的,这可能与性交有关。

2. 临床特征

（1）妊娠期急性膀胱炎:尿频、尿急、排尿困难、血尿、蛋白尿和耻骨上疼痛。

（2）妊娠期急性肾盂肾炎:发热、腰痛、呕吐和 / 或肋脊角压痛。

（3）其他：多见于患有糖尿病、接受皮质类固醇或免疫抑制药治疗和既往有泌尿道感染病史的情况。

（二）肾结石

1. 病理生理变化　妊娠期间，尿中钙、尿酸和草酸盐等成岩物质的排泄增加，以及尿潴留增多，可能导致结石形成。

2. 临床特征　通常表现为急性腰痛，疼痛性质剧烈且绞痛，疼痛放射至患侧腹股沟或下腹部。血尿和脓尿是尿液检测的常见表现，浓缩的尿液可能出现结石沉积物。

四、呼吸系统

（一）肺炎

1. 病理生理变化　肺炎可分为社区获得性肺炎或医院获得性肺炎。社区获得性肺炎是妊娠期肺炎最常见的形式，通常由细菌引起（60%~80%），其余10%~20%病例由病毒引起。

2. 临床特征　常见症状有咳嗽、发热、寒战、呼吸困难及胸膜痛。有细菌性肺炎和病毒性肺炎，孕妇更容易罹患病毒性肺炎，如流感病毒肺炎。初步数据表明，孕妇并不是新冠病毒的易感人群，母婴的垂直传播案例有被报道过，但不常见。

（二）肺结核

1. 病理生理变化　结核分枝杆菌通过空气颗粒携带，入侵子宫胎盘循环导致先天性结核病的情况少见。

2. 临床特征　发病通常是隐匿的，症状有咳嗽、咯血、体重减轻（或体重不增）、盗汗。

五、消化系统

（一）肝脏疾病

1. 病理生理变化

（1）妊娠期肝脏代谢增加。

（2）血清总蛋白浓度下降，主要是因为人血白蛋白浓度下降了20%~40%，另外血容量的增加也可能稀释血浆蛋白的浓度。

（3）整个妊娠期，谷丙转氨酶（亦称丙氨酸转氨酶，ALT）和谷草转氨酶（亦称天冬氨酸转氨酶，AST）的正常值上限均有变化，从妊娠早期的约40U/L下降到妊娠晚期的30U/L。其余转氨酶的浓度无实质性变化。

2. 临床特征

（1）妊娠剧吐：50%以上的患者会引起肝功能异常。转氨酶中等程度升高，胆红素水平轻度升高。如果转氨酶明显升高，尤其是在黄疸伴随出血的情况下，应考虑病毒性肝炎。随着妊娠剧吐症状缓解，肝功能异常也会恢复正常。

（2）病毒性肝炎：引起肝功能异常最常见的病因。除了戊型肝炎，其余病毒性肝炎在妊娠期与非妊娠期的临床表现无明显差异。

（3）妊娠期肝内胆汁淤积：患者会出现皮肤瘙痒，波及四肢和躯干，特别是手掌和足底，大部分症状在妊娠晚期出现，早期较少，如肝功能异常、尿色加深、食欲缺乏。通常在分娩后48小时恢复，产后病情恶化罕见。

（4）HELLP综合征（hemolysis, elevated liver enzymes and low platelets syndrome, HELLP syndrome）：部分患者出现上腹部或右上腹的疼痛、恶心、呕吐，以及高血压，伴有或不伴

有尿蛋白,还可能出现子痫前期的其他表现。少部分患者具有肾损伤、胎盘早剥的特征。

（二）胃肠道疾病

1. 病理生理变化

（1）妊娠期胃肠动力的变化,其中包括食管下括约肌张力降低,以及在妊娠中期、晚期,食物从口到结肠的转运时间会延长。

（2）运动量的减少会影响结肠功能。在妊娠期间,结肠会显著增加对氯化钠和水的吸收,导致粪便更小、更硬。此外,子宫的增大会从外部压迫结肠,加剧妊娠期间的便秘症状。

（3）这些生理改变可使孕妇早期出现便秘、恶心和呕吐等症状。

2. 临床特征

（1）妊娠剧吐:于妊娠早期发病,通常发生在妊娠6~8周。妊娠剧吐的特征是长时间且严重的恶心和呕吐,导致体重减轻、脱水和电解质紊乱。

（2）便秘:排便次数减少,排便困难。一些孕妇可能有腹胀、下腹不适和排气增加。可能导致排便时出血、肛周瘙痒和疼痛。

（3）消化性溃疡:上腹痛和十二指肠溃疡可通过进食缓解,而胃溃疡进食后却加剧。其症状有胃灼热、恶心,妊娠期处于静止的溃疡可能在产褥期复发。

（4）急性胰腺炎:与非妊娠期相同。突然发作的持续性上腹部疼痛,腹痛常呈持续性、阵发性加剧,可放射至腰背肩部,常伴有恶心、呕吐、腹胀、发热等症状。少部分患者会出现黄疸。

（5）急性阑尾炎：妊娠早期与非妊娠相似，常有转移性右下腹痛，伴恶心、呕吐、发热及右下腹压痛、反跳痛和腹肌紧张等症状。妊娠中期、晚期表现不典型，无明显的转移性右下腹疼痛。疼痛可见于右侧腰部，但压痛、反跳痛和腹肌紧张等症状往往不明显。

六、内分泌系统

（一）糖尿病

1. 病理生理变化

（1）妊娠期间人体处于一种生理性胰岛素抵抗及糖耐量相对不耐受的状态，尤以妊娠晚期为甚。

（2）妊娠早期胰岛素敏感性增加，但妊娠中期、晚期胰岛素抵抗进行性增加。因为到了妊娠中后期，胎盘分泌的人类胎盘催乳素增加，胰岛素分解酶活动也增加，于是胰岛素拮抗作用愈加明显。

（3）妊娠期存在生理性的糖代谢改变。若胰岛素分泌量的增加无法补偿妊娠生理性的胰岛素抵抗，就会出现由胰岛素的分泌相对不足导致的妊娠糖尿病或糖尿病合并妊娠。身体通过代偿机制以脂肪、蛋白质产生热量的结果，可致甘油三酯分解增加，进而产生脂肪酸和酮体。这种情况增加了酮症酸中毒的风险，尤其在妊娠晚期表现得最为明显。

2. 临床特征

（1）1型糖尿病：患者大多为儿童及青少年，与胰岛素绝对缺乏有关，可有口渴、多尿、视物模糊、体重减轻和酮症酸中毒等症状。

（2）2型糖尿病：多见于老年人及超重者，在肥胖或高龄孕妇中也更为常见。其病因一是个体外周对胰岛素的抵抗，二是胰岛素分泌的相对不足。

（二）甲状腺疾病

1. 病理生理变化

（1）肝脏合成甲状腺结合球蛋白增加。

（2）与之相应,血清总甲状腺素（T_4）和总三碘甲腺原氨酸（T_3）水平升高。

（3）孕妇处于相对碘缺乏状态。

（4）妊娠早期孕妇血清甲状旁腺素水平降低,中晚期逐渐升高,有利于为胎儿提供钙。

2. 临床特征

（1）甲状腺功能亢进:怕热、心动过速、心悸、掌红斑、情绪障碍、呕吐和甲状腺肿。最突出的特征是体重减轻、震颤、持续心动过速、上睑迟滞和突眼。

（2）甲状腺功能减退:体重增加、嗜睡、疲劳、脱发、皮肤干燥、便秘、腕管综合征、体液潴留和甲状腺肿。妊娠期最典型特征是畏寒、反应缓慢、脉搏减慢。

七、生殖系统

（一）前置胎盘

1. 病理生理变化　随着妊娠周数增加,胎盘位置因子宫颈的变薄与扩张而发生改变,如临产前为完全性前置胎盘,临产后因宫口扩张而成为部分性前置胎盘。

2. 临床特征

（1）无诱因、无痛性反复阴道流血。

（2）由于胎盘占据子宫下段,故常合并胎位不正的现象。

（3）产后出血风险高。

（二）胎盘早剥

1. 病理生理变化　底蜕膜会出血并形成血肿,使胎盘从附着处分离。严重的胎盘早剥可以引发弥散性血管内凝血,因为剥离的胎盘绒毛和蜕膜会释放大量组织凝血活酶,这些酶进入母体血循环,激活凝血系统,形成毛细血管微血栓,最终导致凝血功能障碍。

2. 临床特征

（1）持续而强烈的疼痛;隐匿性出血时,疼痛十分严重;开放性出血时疼痛较轻微。

（2）子宫张力增加、子宫压痛明显。

（三）子宫破裂

1. 病理生理变化

（1）子宫破裂通常发生在瘢痕子宫的子宫肌层损伤部位,对于无瘢痕的子宫而言,子宫破裂通常发生在子宫下段。

（2）除此之外,邻近结构（如膀胱）可能发生撕裂。相关案例研究显示,宽韧带的严重出血会导致大量腹膜后血肿,进而导致明显的血流动力学不稳定。

2. 临床特征　子宫破裂多发生于分娩期,通常分为完全性破裂和不完全性破裂,多数由先兆子宫破裂进展为子宫破裂。先兆子宫破裂表现为产妇烦躁不安,呼吸、心率加快,下腹剧痛难忍,出现少量阴道流血,继而子宫肌层部分或全层破裂。

八、结缔组织疾病

1. 病理生理变化　妊娠期间,母体免疫系统常会发生改变,从细胞免疫向体液免疫偏移。

2. 临床特征

（1）系统性红斑狼疮：临床表现具有多样性，分为活动期和稳定期。刚开始症状可能局限于一个器官系统，随着疾病进展逐渐累及其他系统，或一开始就累及多个系统。关节受累是最常见的临床表现，关节炎以压痛和肿胀为主，其他表现为皮肤受累、浆膜炎、肾脏受累、生化指标异常等。

（2）抗磷脂综合征：复发性流产、胎儿宫内死亡、胎盘功能不良及动静脉血栓。

（刘　冰）

第三节　高危妊娠孕产妇的心理特点

妊娠期间，孕产妇的身体会发生一系列变化，以适应胎儿的生长。另一方面，家庭和社会角色会发生相应的变化，孕产妇及其家庭需要不断调整自身以适应变化。高危妊娠孕产妇心理变化更大，有研究表明高危妊娠孕产妇的心理压力大于正常妊娠。常见的心理特点有矛盾、忧虑、接受和痛苦等，这不仅会影响母胎健康、夫妻关系和家庭和谐，还影响子代婴儿期及成人期的认知、学习能力及情感表达。

因此，了解高危妊娠孕产妇的心理特点具有重要意义，能帮助她们适应并调整心理变化，顺利度过妊娠期。

一、矛盾

高危妊娠孕产妇往往面临着妊娠决策、医疗费用、早产儿养育等问题，孕产妇及家庭会因意见不一产生更多的矛盾，这种矛盾心理通常表现为：情绪低落，抱怨身体不适，夫妻争吵后关系冷漠等。

二、忧虑

妊娠期大多数孕产妇的情绪都不太稳定,很敏感,易激动,高危妊娠孕妇比一般孕妇更容易对于能否顺利生产感到敏感和忧虑。高危妊娠孕妇在怀孕过程中发生自然流产、死产、胎膜早破、畸形儿、早产儿的风险较高,因此承担着生育的压力。

三、接受

孕产妇对妊娠风险的接受程度可受到多种因素的影响,如文化水平、医学知识储备、家庭支持度、配偶的态度等。

在妊娠早期,如果出现高风险问题,孕产妇会征求专业人员的意见,寻求他人对孩子的认同,如果决定继续妊娠,随着妊娠的进展,腹部逐渐膨隆,尤其是胎动的出现,使孕妇感受到"孩子"的真实存在,如果此时面临失去胎儿的风险,孕妇心理会难以接受。如果医疗支持能力较强、家庭经济能力可负担医疗费用、配偶支持力度较大均有利于孕妇接受风险,减少不适反应,对风险的耐受程度越高,反之亦然。

同时,高危妊娠孕产妇通常很在意他人对其怀孕的看法,会主动寻求更多支持,以便更加坚定自己的决策。

四、痛苦

高危妊娠孕产妇在妊娠期往往会出现较多状况,可能需要入院治疗。住院期间,孕产妇的生理和心理会受到不同程度的影响,如活动受限、便秘以及安胎等药物带来的副作用等。由于活动受限,孕产妇的基本生活能力可能下降,许多事情需要依赖他人的帮助。这会导致孕产妇出现紧张、焦虑情绪，以及对未来结果不确定性的增加。妊娠期的不确定性越高，她们所承受的压力也就越大，从而带来精神上的压力及其他负面情绪。

（刘　冰）

第二篇 实 践 篇

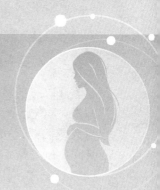

第二章 高危妊娠产前工作内容

第一节 产前检查

产前检查是监测胎儿发育和宫内生长环境,监护孕产妇各系统变化,促进健康教育与咨询,提高妊娠质量,减少出生缺陷的重要措施。规范和系统的产前检查是确保母儿健康与安全的关键环节。

妊娠早、中和晚期孕产妇与胎儿的变化不同,产前检查的次数与内容也不同。

一、产前检查的时间与次数

首次产前检查的时间应从确诊妊娠早期开始。主要目的是:①确定孕产妇和胎儿的健康状况;②估计和核对妊娠周数或胎龄;③制订产前检查计划。一般情况下首次检查时间应以妊娠 6~8 周为宜,妊娠 20~36 周期间应每 4 周检查1 次,妊娠 37 周以后每周检查 1 次,产前共检查 9~11 次。高危孕产妇应酌情增加产前检查次数。

(一)第 1 次检查(6~13^{+6} 周)

1. 常规检查及保健

(1)建立妊娠期保健手册。

(2)确定妊娠周数、推算预产期。

(3)评估妊娠期高危因素。

（4）测量血压、体重指数（body mass index, *BMI*）、胎心率。

（5）血常规、尿常规、血型（ABO 和 Rh）、空腹血糖、肝功能和肾功能、乙型肝炎病毒表面抗原（HBsAg）检测、梅毒螺旋体检测和人类免疫缺陷病毒（HIV）筛查、心电图等。

2. 备查项目

（1）丙型肝炎病毒（HCV）筛查。

（2）地中海贫血筛查和甲状腺功能检测。

（3）宫颈细胞学检查。

（4）宫颈分泌物、淋病奈瑟球菌、沙眼衣原体和细菌性阴道病检测。

（5）妊娠早期 B 型超声检查：妊娠 11~13^{+6} 周时，B 型超声测量胎儿颈项透明层（NT）的厚度。

（6）妊娠 10~12 周时，行绒毛活检。

3. 健康教育

（1）营养指导和生活方式指导。

（2）避免接触有毒、有害物质和宠物。

（3）慎用药物和疫苗。

（4）改变不良生活方式，避免进行高强度体力劳动、处于高噪声环境和遭受家庭暴力。

（5）补充叶酸 0.4~0.8mg/d 至妊娠 3 个月，有条件者可继续服用含叶酸的复合维生素。

（二）第 2 次检查（14~19^{+6} 周）

1. 常规检查及保健

（1）分析首次产前检查的结果。

（2）测量血压、体重、宫底高度、腹围、胎心率。

（3）妊娠中期时，行非整倍体母体血清学筛查（15~20^{+0} 周）。

2. 备查项目　羊膜腔穿刺检查胎儿染色体。

3. 健康教育

（1）妊娠中期时,告知胎儿非整倍体筛查的意义。

（2）血红蛋白（Hb）<105g/L 的孕产妇应补充元素铁 60~100mg/d。

（3）嘱孕产妇开始补充钙剂 600mg/d。

（三）第 3 次检查（20~23^{+6} 周）

1. 常规检查及保健

（1）测量血压、体重、宫底高度、腹围、胎心率。

（2）胎儿系统 B 型超声检查（18~24 周）。

（3）血常规、尿常规。

2. 备查项目 宫颈评估（B 型超声测量宫颈长度,早产高危者）。

3. 健康教育

（1）对早产的认识和预防。

（2）营养指导和生活方式指导。

（3）告知胎儿系统 B 型超声筛查的意义。

（四）第 4 次检查（24~27^{+6} 周）

1. 常规检查及保健

（1）测量血压、体重、宫底高度、腹围、胎心率。

（2）75g 口服葡萄糖耐量试验。

（3）血常规、尿常规。

2. 备查项目

（1）抗 D 滴度复查（Rh 阴性者）。

（2）宫颈或阴道分泌物的胎儿纤连蛋白（fFN）水平检测（早产高危者）。

3. 健康教育

（1）早产的认识和预防。

（2）营养指导和生活方式指导。

（3）告知妊娠糖尿病筛查的意义。

（五）第 5 次检查（28~31^{+6}周）

1. 常规检查及保健

（1）测量血压、体重、宫底高度、腹围、胎心率。

（2）产科 B 型超声检查。

（3）血常规、尿常规。

2. 备查项目　B 型超声测量宫颈长度,宫颈或阴道分泌物的胎儿纤连蛋白（fFN）水平检测。

3. 健康教育

（1）分娩方式指导。

（2）嘱孕产妇开始注意胎动次数。

（3）母乳喂养指导。

（4）新生儿护理指导。

（六）第 6 次检查（32~36^{+6}周）

1. 常规检查及保健

（1）测量血压、体重、宫底高度、腹围、胎心率。

（2）血常规、尿常规。

2. 备查项目

（1）B 族链球菌筛查（35~37 周）。

（2）肝功能、血清胆汁酸检测（32~34 周,怀疑妊娠肝内胆汁淤积症者）。

（3）无应激试验（non-stress test, NST）检查（34 周开始）。

（4）心电图复查（高危者）。

3. 健康教育

（1）分娩前生活方式的指导。

（2）分娩时相关知识指导。

（3）新生儿疾病筛查指导。

（4）预防抑郁症的宣教。

（七）第 7~11 次检查（37~41^{+6} 周）

1. 常规检查及保健

（1）测量血压、体重、宫底高度、腹围、胎心率、胎位、宫颈检查（Bishop 评分）。

（2）血常规、尿常规。

（3）无应激试验检查（每周检查 1 次）。

2. 备查项目

（1）产科 B 型超声检查。

（2）评估分娩方式。

3. 健康教育

（1）新生儿免疫接种。

（2）产褥期指导。

（3）要求对胎儿宫内情况进行监护。

（4）超过 41 周者，建议住院并考虑引产。

二、首次产前检查

应详细询问病史，包括现病史、月经史、孕产史、既往史、家族史等，并进行系统的全身检查、产科检查和必要的辅助检查。

（一）病史

1. 年龄

（1）孕妇年龄过小容易发生难产。

（2）35 岁以上初孕妇容易并发妊娠期高血压疾病、产力异常等。

2. 职业　如接触有毒、有害或放射性物质的孕妇，应进行血常规和肝功能等相关检查。

3. 本次妊娠过程

（1）了解妊娠早期有无病毒感染、用药史、发热及出血史。

（2）了解孕妇的饮食营养、职业状况及工作环境、运动量（劳动强度）、睡眠及大小便情况。

4. 推算预产期（expected date of confinement, EDC）　按末次月经（last menstrual period, LMP）第 1 天算起，月份减 3 或加 9，天数加 7。如末次月经第 1 天是 2007 年 9 月 10 日，预产期应为 2008 年 6 月 17 日。若孕妇只知农历日期，应先换算成公历再推算预产期。实际分娩日期与推算的预产期有可能相差 1~2 周。若孕妇记不清末次月经日期或哺乳期尚未月经来潮而受孕者，可根据早孕反应首次出现时间、胎动开始时间、子宫底高度和 B 型超声检查的胎囊大小、顶臀径、胎头双顶径及股骨长度值推算出预产期。

5. 月经史和孕产史　月经周期的长短影响了预产期的推算和胎儿生长发育的监测。月经周期延长、缩短或不规律者应及时根据 B 型超声检查结果重新核对妊娠周数并推算预产期。如月经周期 45 天的孕妇，其预产期应相应推迟 15 天。对于初产妇，应了解其孕次、流产史；对于经产妇，应了解其有无产后出血、难产、死胎、死产史，以及了解分娩时的分娩方式和新生儿情况。

6. 既往史和手术史　了解妊娠前有无高血压、心脏病、糖尿病、血液病、肝肾疾病、结核病等，以及是否做过手术，做过何种手术。

7. 家族史　询问家族中有无妊娠合并症、双胎妊娠及其他遗传性疾病等。对有遗传疾病家族史者，可以在妊娠早期行绒毛活检,或在妊娠中期作胎儿染色体核型分析;应由专科医师做遗传咨询,以降低遗传病儿的出生率。

8. 配偶情况　着重询问配偶的健康状况和有无遗传性疾病等。

（二）全身检查

1. 观察孕妇发育、营养及精神状态。

2. 注意步态及身高,身材矮小（<145cm）常伴有骨盆狭窄。

3. 测量体重,按公式:$BMI=$ 体重（kg）$/[$身高（m）$]^2$ 计算,评估营养状况。

4. 测量血压,正常血压不应超过 140/90mmHg。

5. 注意心脏有无病变,必要时应在妊娠 20 周以后行心动超声检查。

6. 检查乳房发育情况、乳头大小及有无乳头凹陷。

7. 注意脊柱及下肢有无畸形。

8. 常规妇科检查了解生殖道发育及是否畸形。

9. 进行必要的辅助检查,如血常规和血型、尿常规、肝功能、肾功能、空腹血糖、乙型肝炎病毒表面抗原（HBsAg）、梅毒螺旋体、HIV 筛查和 B 型超声检查。妊娠早期 B 型超声检查可确定是否宫内妊娠和妊娠周数、胎儿是否存活、胎儿颈项透明层、胎儿数目或双胎绒毛膜性质、子宫附件情况等。

（三）健康教育

1. 妊娠后阴道出血的认识和预防。

2. 营养和生活方式指导（个人卫生、性生活、运动锻炼、旅行）。

3. 补充叶酸 0.4~0.8mg/d 至妊娠 3 个月。

4. 避免接触有毒、有害物质（如放射线、高温、铅、汞、苯、砷、农药等）。

5. 慎用药物,避免使用可能影响胎儿正常发育的药物。

6. 改变不良的生活习惯(如吸烟、酗酒、吸毒等);避免高强度的工作、高噪声环境和家庭暴力。

7. 保持心理健康,解除精神压力,预防妊娠期及产后心理问题的发生。

三、妊娠中期、晚期检查

复诊是为了解前次产前检查后有何不适,以便及时发现异常情况,确定孕妇和胎儿的健康状况,指导此次检查后的注意事项。

（一）询问孕妇

有无异常情况出现,如头痛、眼花、水肿、阴道流血、阴道分泌物异常、胎动变化、饮食、睡眠、运动情况等,经检查后给予相应的处理。

（二）全身检查

1. 测量血压、体重(包括增长速度),评估孕妇体重增长是否合理。

2. 检查有无水肿及其他异常。

3. 复查血常规和尿常规,有无贫血和尿蛋白。

（三）产科检查

产科检查包括腹部检查、产道检查、阴道检查及胎儿情况(胎心率、胎儿大小、胎位、胎动及羊水量)。适时安排 B 型超声检查。

1. 腹部检查　孕妇排尿后仰卧在检查床上,头部稍垫高,暴露腹部,双腿略屈曲稍分开,使腹肌放松。检查者应站在孕妇的右侧。

（1）视诊：注意腹部形状和大小。腹部过大、宫底过高者，可能为多胎妊娠、巨大胎儿、羊水过多；腹部过小、宫底过低者，可能为胎儿生长受限（fetal growth restriction，FGR）、妊娠周数推算错误等；腹部两侧向外膨出伴宫底位置较低者，胎儿可能是肩先露；尖腹（多见于初产妇）或悬垂腹（多见于经产妇）者，可能伴有骨盆狭窄。

（2）触诊：先用软尺测子宫长度及腹围，子宫长度是从宫底到耻骨联合上缘的距离，腹围是平脐绕腹一周的数值。随后进行四步触诊法检查子宫大小、胎产式、胎先露、胎方位及胎先露是否衔接。在作前三步手法时，检查者面向孕妇脸部，作第四步手法时，检查者面向孕妇足端。

第一步：检查者两手置于宫底部，手测宫底高度，根据其高度估计胎儿大小与妊娠周期是否相符。然后以两手指腹相对交替轻推，判断在宫底部的胎儿部分。若为胎头则硬而圆且有浮球感，若为胎臀则柔软而宽且形态不规则。

第二步：确定胎产式后，检查者两手掌分别置于腹部左右两侧，一手固定，另一手轻轻深按进行检查。触到平坦饱满部分为胎背，并确定胎背向前、向侧或向后方。触到可变形的高低不平部分为胎儿肢体，有时能感到胎儿肢体在活动。

第三步：检查者右手拇指与其他4指分开，置于耻骨联合上方握住胎先露部，进一步查清是胎头或胎臀，左右推动以确定是否衔接。若胎先露部仍可以左右移动，表示尚未衔接入盆；若不能被推动，则已衔接。

第四步：检查者左右手分别置于胎先露部的两侧，沿骨盆入口向下深按，进一步核实胎先露部的诊断是否正确，并确定胎先露部入盆程度。先露出为胎头时，一手能顺利进入骨盆入口，另一只手则被胎头隆起部阻挡，该隆起部称胎头隆突。枕先露时,胎头隆突为额骨,与胎儿肢体同侧;面先露时,胎头隆突为枕骨,与胎背同侧。

（3）听诊:胎心在靠近胎背上方的孕妇腹壁上听得最清楚。枕先露时,胎心在脐右(左)下方;臀先露时,胎心在脐右(左)上方;肩先露时,胎心在靠近脐部下方听得最清楚。听诊部位取决于先露部和其下降程度。

（4）阴道检查:在妊娠早期初诊时,可做盆腔双合诊检查。妊娠 24 周左右首次产前检查时需测量对角径。妊娠最后 1 个月内应避免阴道检查。

2. 胎儿情况　如胎产式、胎方位、胎心率、胎儿大小(包括生长速度)、胎动及羊水量,必要时行 B 型超声检查。

3. 辅助检查　常规检查红细胞计数、血红蛋白值、血细胞比容、白细胞总数及分类、血小板计数、肝功能、肾功能、75g 口服葡萄糖耐量试验、宫颈细胞学检查、阴道分泌物、尿蛋白、尿糖、尿液镜检,根据具体情况作下列检查:

（1）出现妊娠合并症者,按需进行血常规、电解质测定以及胸部 X 线透视、心电图、乙型肝炎病毒表面抗原等检查。

（2）对胎位不清、听不清胎心者,应行 B 型超声检查。

（3）对有胎儿畸形、死胎、死产史、患遗传性疾病或高龄的孕妇,应做唐氏综合征筛查、甲胎蛋白检测、羊水细胞培养、染色体核型分析等。

4. 健康宣教　对孕妇进行卫生宣教,并预约下次复诊日期。

（张焕芳）

第二节　母 胎 监 护

孕产妇系统管理指从确诊妊娠开始,到产后42天之内,以母儿共同为监护对象,按照妊娠各期所规定的一些必查和备查项目,进行系统检查、监护和保健指导的过程。这旨在及时发现并识别高危情况,确保孕产妇、胎儿或新生儿得到及时的转诊治疗、住院分娩以及产后随访服务,从而保障母婴的安全与健康。我国已普遍实行孕产期系统保健的三级管理,推广使用孕产妇系统保健手册,对高危妊娠进行重点筛查、监护和管理,以达到降低孕产妇及围产儿患病率、提高母儿生活质量的目标。

一、孕产妇监护

(一)实行孕产妇系统保健的三级管理

对孕产妇开展系统管理,做到医疗与预防紧密结合,加强产科工作的系统性以保证产科质量,并使有限的人力物力发挥更大的社会和经济效益。现在我国城市开展医院三级管理(市级、区级、街道)和妇幼保健机构三级管理(市级、区级、基层卫生院),在农村也开展了三级管理(县级医院和县级妇幼保健站、乡卫生院、村妇幼保健人员),实行孕产妇划片分级管理,并健全相互间会诊、转诊等制度,及早发现高危孕妇并转至上级医院进行会诊和监护处理。

(二)使用孕产妇系统保健手册

建立孕产妇系统保健制度,是为了加强对孕妇系统管理,提高产科疾病防治与管理质量,降低"三率"(孕产妇死亡率、围产儿死亡率和病残儿出生率)。保健手册需从确诊早孕时开始建新手册,系统管理直至产褥期结束(产后满6周)。手册应记录每次产前检查时的孕产妇与胎儿情况及处理意见,在医院住院分娩时应提交孕产妇保健手册,出院时需将住院分娩及产后母婴情况填写完整后的手册交还给孕产妇,由产妇交至基层医疗保健组织,以便进行产后访视(共3次,分别是出院3天内、产后14天、产后28天)。产后访视结束后将保健手册汇总至县级、区级妇幼保健所并进行详细的统计分析。

(三)对高危妊娠进行筛查、监护和管理

1. 筛查　通过系统的产前检查,尽早筛查出具有高危因素的孕妇,及早给予评估与诊治。

2. 监护和管理　对于妊娠早期孕妇,应注意孕产史,特别是不良孕产史如流产、早产、死胎、死产史,生殖道手术史,有无畸形胎儿或幼儿智力低下史;有无妊娠合并症,如高血压、心脏病、糖尿病、肝肾疾病、血液病、神经和精神疾病等,及时请相关学科会诊,不宜继续妊娠者应告知并及时终止妊娠;高危孕妇继续妊娠者,应评估是否需要转诊。

对妊娠中期、晚期孕妇出现的异常情况,妊娠期高血压疾病、妊娠糖尿病、胎儿生长受限、胎盘和羊水异常等高危妊娠者应加强管理,及时转诊到上级医院,以确保母儿安全,不断提高高危妊娠管理的"三率"(高危妊娠检出率、高危妊娠随诊率、高危妊娠住院分娩率)。这是降低孕产妇死亡率、围产儿死亡率和病残儿出生率的重要手段。

二、胎儿监护

胎儿的宫内监护包括以下方面:高危儿的筛查标准、胎儿生长发育的监测、胎儿宫内安危状况的监测。

（一）高危儿的筛查标准

1. 妊娠周数 <37 周或≥42 周。

2. 出生体重 <2 500g。

3. 出生后 1 分钟内新生儿 Apgar 评分为 0~3 分。

4. 高危妊娠产妇的胎儿。

5. 产时感染。

6. 手术产儿。

7. 双胎或多胎儿。

8. 新生儿的兄姐有严重新生儿病史或新生儿期内死亡等。

（二）胎儿生长发育的监测

1. 绘制妊娠图　将检查结果（包括孕妇体重、宫高、腹围等项目）填入妊娠图。孕妇体重增长的幅度,宫高与相应妊娠周数对照,可大致反映胎儿大小的生长情况。

2. 超声监测　可用于妊娠早期估计孕龄,也可以获取妊娠中期、妊娠晚期的头围、腹围、双顶径、股骨长、小脑横径、羊水量、胎方位等多种数值,可发现胎儿发育畸形,并且可以判定胎盘位置及胎盘成熟度等。可参照相应妊娠周数的正常值标准,当低于两个标准差时,可考虑胎儿生长受限;基于上述数据,计算机软件能够自动计算出胎儿的体重等相关信息。

（三）胎儿宫内安危状况的监测

胎儿监测的常用方法有胎动计数、电子胎心监护（electronic fetal monitoring, EFM）、超声测量羊水量、生物物理评分（biophysical profile, BPP）、胎儿血流监测等。

1. 胎动计数　孕妇自我监测胎儿宫内状况的简便方法。一般妊娠 20 周开始自觉胎动,午后和夜间胎动较为活跃,胎动在胎儿睡眠周期时消失,持续 20~40 分钟。一天内早、中、晚各数 1 小时胎动,单次 1 小时胎动计数应 >3 次;将 3 个胎动数相加乘以 4,12 小时内胎动应 >30 次。妊娠 28 周以后每 2 小时 <6 次或减少 50% 者,提示有胎儿宫内缺氧的可能。

2. 电子胎心监护 作为一种评估胎儿宫内状态的手段,已成为产科不可或缺的辅助检查手段。电子胎心监护可以从妊娠 32 周开始,但具体开始的频率和时间可根据孕妇具体情况进行个体化应用。高危妊娠孕妇或当间断胎心听诊发现异常时,应持续胎心监护。

无应激试验(non-stress test, NST)分为反应型和无反应型 2 种。

(1) NST 反应型:指监护时间内出现 2 次或以上的胎心加速(是指胎心基线突然显著增加,开始到波峰时间 <30 秒)。NST 反应型表示胎儿宫内状况良好。当妊娠 <32 周时,加速在基线水平上 ≥10 次 /min,持续时间 ≥10 秒。

(2) NST 无反应型:是指胎心监护超过 40 分钟没有达到足够的胎心加速。NST 无反应型最常见的情况是由胎儿睡眠周期引起的,也有可能与胎儿神经系统受抑制有关。当电子胎心监护反复出现 NST 无反应型,考虑胎儿为宫内缺氧状态时,可进一步行宫缩应激试验(contraction stress test, CST)来评估胎儿宫内状态,详见表 2-1。

表 2-1 宫缩应激试验

CST 结果	胎儿宫内状态
CST 阴性	无晚期减速或者明显的变异减速
CST 阳性	50% 以上宫缩后出现晚期减速(即便每 10 分钟宫缩频率 <3 次)
CST 可疑阳性	间断性出现晚期减速或者明显的变异减速

3. 超声测量羊水量　羊水过少与围产期并发症发病率升高的关系十分密切,与胎儿发育异常(如胎儿生长受限、胎儿畸形等)也密切相关。妊娠中期羊水过少时,应注意有无泌尿系畸形,必要时可行染色体检查。羊水量及性状也作为妊娠晚期慢性缺氧的参考指标。国内羊水过少的标准为最大垂直羊水池≤2cm或羊水指数(AFI)≤5cm,羊水偏少的标准为5cm<羊水指数≤8cm。足月妊娠羊水胎粪污染者为12%~22%。羊水Ⅲ度污染是持续胎心监护的指征,如同时伴有胎心监护异常,应考虑胎儿有无缺氧的可能。

4. 生物物理评分　胎儿生物物理评分是超声检查和综合电子胎心监护所示的某些生理活动,用于判断胎儿有无急性或慢性缺氧的一种监护手段。主要观察以下5项指标:NST、胎儿呼吸样运动、胎动、胎儿肌张力及羊水容量,每项评分满分为2分,8~10分为无急慢性缺氧,6~8分为可能有急或慢性缺氧,4~6分为有急或慢性缺氧,2~4分为有急性缺氧伴慢性缺氧,0分为有急慢性缺氧。对于妊娠周数小于36周、怀疑胎盘功能不良或可疑胎儿缺氧时,应进行评分。

5. 胎儿血流监测　彩色多普勒超声检查可以监测胎儿脐动脉和大脑中动脉血流,可以对有高危因素存在的胎儿状况做出客观判断,可以帮助临床选择适宜的终止妊娠时机。脐动脉常用指标为收缩期最大血流速度、舒张末期血流速度比值(S/D)、阻力指数(resistance index,RI)、搏动指数(pulsatility index,PI),这些指数随着妊娠期的增加而下降。当舒张末期脐动脉无血流时提示胎儿将在1周内死亡。

(张焕芳)

第三节　常见异常体征的识别

一、腹痛

妊娠晚期腹痛的病因复杂,主要与妊娠相关疾病有关,如早产或临产,许多内外科合并症也可导致腹痛,需要根据产妇症状做好鉴别。

(一)生理性腹痛

1. 生理性子宫收缩,即 Braxton-Hicks 征。

2. 增大的子宫牵拉子宫圆韧带引起的疼痛,因妊娠期子宫右旋,腹痛常位于左侧,查体发现疼痛沿圆韧带走行,并有压痛感。

3. 临产开始的标志之一为规律且逐渐增强的子宫收缩,可伴随少量阴道流血。子宫收缩伴随着母体疼痛,分娩疼痛源于因子宫收缩而肌壁间血管钳闭,子宫缺血和胎儿全身缺氧而生成大量低氧代谢产物。因此,分娩疼痛是一种阵发性、渐进增强、钝性、急性生理性的内脏疼痛。

(二)病理性腹痛

1. 胎盘早剥　妊娠 20 周后或在分娩期间,正常位置的胎盘在胎儿娩出前,部分或全部从子宫壁剥离,称为胎盘早剥(placental abruption)。轻度胎盘早剥有少量阴道流血,轻微腹痛。重度胎盘早剥则起病急,子宫坚硬如板状,收缩无间歇,腹肌紧张,腹痛明显,胎位不清,破膜后可见血性羊水,可有休克、凝血功能障碍等表现。胎盘早剥严重危及母儿生命,母儿的预后取决于处理是否及时和恰当。

处理原则:早期识别、积极处理休克、及时终止妊娠、控制弥散性血管内凝血、减少并发症的发生。

2. 前置胎盘　妊娠28周后胎盘附着于子宫下段,下缘达到或覆盖宫颈内口处,低于胎儿先露部,称为前置胎盘(placenta praevia),不足28周称为胎盘前置状态,是妊娠中期、晚期阴道出血的主要原因。临床表现为无诱因、无痛性地反复阴道流血,出血量、出血时间及反复发作次数与前置胎盘的类型有关。边缘性前置胎盘初次出血多发生在妊娠晚期或临产后,量较少;完全性前置胎盘初次出血多发生在妊娠28周左右,次数频繁,量较多。

处理原则:抑制宫缩、止血、纠正贫血和预防感染,根据阴道流血量、妊娠周数、胎儿是否存活及前置胎盘类型等决定终止妊娠的时机。

3. 妊娠合并急性胰腺炎　妊娠晚期多见,孕产妇死亡率为5%~37%。主要症状表现为:突发性上腹部持续性疼痛,阵发性加剧,可放射至腰背肩部,伴恶心呕吐、发热、腹胀等,严重时有意识障碍甚至休克。轻症患者仅为腹部轻压痛,重症者上腹部可有明显压痛、反跳痛及肌紧张。

处理原则:水肿性胰腺炎采取非手术治疗,多数病例可以有效治愈。急性出血坏死性胰腺炎主张急诊手术,争取在发病48~72小时内手术。治疗过程中应积极保胎并密切监测胎儿宫内情况。

4. 妊娠合并急性阑尾炎　阑尾炎是妊娠期常见的外科合并症,但妊娠本身并不诱发阑尾炎。由于妊娠期子宫增大,阑尾位置发生改变,使得妊娠晚期阑尾炎症状和体征不典型,早期诊断困难,容易延误诊疗时机。加之妊娠期阑尾充血,大网膜上移,使炎症不易局限,因此病情发展较快。妊娠中期、晚期临床表现不典型,常无明显的转移性右下腹痛,疼痛常为持续性钝痛或胀痛,当阑尾化脓或坏死时为剧痛。约80%的孕妇压痛点在右下腹,位置常偏高。

处理原则:妊娠期阑尾炎一般不主张保守治疗,一旦确诊,应在积极抗感染治疗的同时,立即手术治疗,尤其是妊娠中期、晚期的患者。术后应注意继续抗感染和保胎处理。

5. 妊娠期合并急性脂肪肝 妊娠晚期急性脂肪肝的发病率极低,但一旦发生,孕妇死亡率达80%。早期会出现全身乏力、恶心呕吐或者上腹部不适等症状,易被认为是妊娠期常见不适症状而延误就诊。起病一周后,可出现巩膜或者全身皮肤黄染。一旦发展到此阶段,母婴健康状况都会受到威胁,随时会发生胎死宫内的情况。即便终止妊娠,孕妇也可能出现凝血功能障碍的现象。因此,妊娠晚期若出现全身乏力、食欲不好、恶心呕吐,尤其上腹不适,或上腹痛者,应及时前往医院诊治。

6. 子宫破裂 多发生在妊娠晚期,常由下列原因引起:瘢痕子宫、梗阻性分娩、子宫收缩药物使用不当、产科手术损伤等。子宫破裂的发生通常是渐进性的,多数由先兆子宫破裂进展而来。发生完全性子宫破裂时,子宫呈强直性或痉挛性收缩,腹壁上可见病理性缩复环,并出现排尿困难和血尿等症状。继而产妇突感下腹剧烈疼痛,烦躁不安,伴少量阴道流血,随即可出现休克及失血症状,检查时可见全腹压痛、反跳痛,腹壁可清楚扪及胎体,胎心、胎动消失;发生不完全性子宫破裂,局部压痛明显,体征可不明显。

处理原则:先兆子宫破裂时,应立即抑制子宫收缩,行紧急剖宫产术。发生子宫破裂时,在输液、输血、吸氧和休克急救措施的同时,尽快手术治疗。

7. 阴道、宫颈病变 宫颈息肉、宫颈癌及阴道癌等疾病通常伴有阴道出血症状,窥阴器检查可明确出血部位。若怀疑宫颈肿瘤,且无 1 年内宫颈细胞学结果,则建议行宫颈细胞学检查或病变部位活组织病理检查以明确诊断,B 型超声检查可排除胎盘因素引起的阴道流血。

二、阴道出血

(一)异位妊娠

异位妊娠患者中 60%~80% 会出现阴道出血。胚胎死亡后,常有不规则阴道流血,色暗红或深褐,量少呈点滴状,一般不超过月经量,少数患者阴道流血量较多,类似月经。阴道流血可伴有蜕膜管型或蜕膜碎片排出,是子宫蜕膜剥离所致。阴道出血常在病灶去除后方能停止。治疗包括药物和手术,需根据患者生命体征和胚囊种植部位及破裂与否等选择合适的方法。

(二)前置胎盘

典型症状为妊娠晚期或临产时,发生无诱因、无痛性反复阴道流血。妊娠晚期子宫下段逐渐伸展,牵拉宫颈内口,宫颈管缩短;临产后规律宫缩使宫颈管消失成为软产道一部分。宫颈口扩张,附着于子宫下段及宫颈内口的胎盘前置部分不能相应伸展而与其附着处分离,血窦破裂出血。前置胎盘出血前无明显诱因,初次出血量一般不多,剥离处血液凝固后,出血停止;也有初次即发生致命性大出血而导致休克的情况。由于子宫下段不断伸展,前置胎盘出血常反复发生,出血量也越来越多。阴道流血的发生与妊娠周数、复发频率、出血量多少、前置胎盘类型有关。完全性前置胎盘初次出血时间多在妊娠 28 周左右,称为"警戒性出血";边缘性前置胎盘出血多发生在妊娠晚期或临产后,出血量较少;部分性前置胎盘的初次出血时间、出血量及反复出血次数,介于完全性前置胎盘和边缘性前置胎盘两者之间。

治疗原则:抑制宫缩、止血、纠正贫血和预防感染。根据阴道出血量、有无休克、妊娠周数、产次、胎位、胎儿是否存活、是否临产及前置胎盘类型等综合情况作出决定。应当在有条件的医院处理凶险性前置胎盘。

(三)胎盘早剥

根据病情严重程度将胎盘早剥进行以下分类。

Ⅰ度:以外出血为主,多见于分娩期,胎盘剥离面积小,常无腹痛或腹痛轻微,贫血体征不明显。腹部检查见子宫软,大小与妊娠周数相符,胎位清楚,胎心率正常,产后检查见胎盘母体面有凝血块及压迹即可诊断。

Ⅱ度:胎盘剥离面 1/3 左右,常有突然发生的持续性腹痛、腰酸或腰背痛,疼痛的程度与胎盘后积血多少成正比。无阴道流血或流血量不多者,贫血程度与阴道流血量不相符。腹部检查见子宫大于妊娠周数,宫底随胎盘后血肿增大而升高。胎盘附着处压痛明显(胎盘位于后壁则不明显),宫缩有间歇,胎位可扪及,胎儿存活。

Ⅲ度:胎盘剥离面超过胎盘面积 1/2,临床表现较Ⅱ度加重。可出现恶心、呕吐、面色苍白、四肢湿冷、脉搏细数、血压下降等休克症状,且休克程度大多与母血丢失相关。腹部检查见子宫硬如板状,宫缩间歇时不能松弛,胎位扪不清,胎心消失。如无凝血功能障碍属于Ⅲa度,有凝血功能障碍者属于Ⅲb度。

治疗原则:早期识别、积极处理休克、及时终止妊娠、控制弥散性血管内凝血、减少并发症的发生。

三、水肿、肿胀

孕妇在妊娠晚期可能出现生理性水肿,其原因在于妊娠晚期孕妇血容量和毛细血管通透性增加,增大的子宫压迫下腔静脉,使回心血量减少,下肢静脉回流受阻。该时期多表现为脚踝及小腿水肿,正常不超过踝关节。孕妇卧床休息后好转,避免长时间站立及蹲坐,睡眠时可适当垫高下肢,采取左侧卧位,无须特别处理。在任何时候,孕妇只要有条件,就抬高双腿,可预防踝关节肿胀及静脉曲张,还可转动踝关节和足部,增加血液循环。两手高举至头部,先弯曲再伸直每个手指,有助于减轻手指的肿胀。如果肿胀特别明显,腿部水肿超过膝盖时,需及时就医。注意低盐饮食,可减少水肿的发生。

（一）妊娠期高血压疾病

妊娠 20 周以后,妊娠期高血压疾病孕妇出现血压升高、水肿,严重时有头痛、眼花、恶心、呕吐等不适症状。水肿多发生在脚踝、小腿,可延伸至大腿,甚至会阴部、腹部及颜面部,卧床休息后不能缓解。

治疗原则:休息、镇静、解痉,有指征者降压、利尿、密切监测母胎情况,适时终止妊娠。应根据病情变化,进行个体化治疗。

（二）肾脏疾病

妊娠期间,孕妇肾源性水肿的常见原因有急性肾小球肾炎、慢性肾小球肾炎和肾病综合征。肾源性水肿其特点为晨起时水肿明显,多见于眼睑、颜面部及下肢,严重时出现胸腔积液、腹水。治疗以休息及对症治疗为主。肾病综合征水肿的症状为晨起眼睑水肿,临床特点为大量蛋白尿（24 小时尿蛋白定量在 3.5~10.0g 或以上）、低蛋白血症、血脂升高,伴肾功能异常,同时可能并发感染、血栓、急性肾衰竭等。应注意卧床休息和对症治疗,必要时给予激素治疗,防止并发症的发生。

（三）深静脉栓塞

在妊娠晚期,孕妇深静脉栓塞的原因在于血液处于高凝状态,增大的子宫压迫深部静脉,使血液回流受阻,血液循环变得缓慢,从而在深部静脉血管中容易引发血液淤积,凝结并形成血块,造成栓塞。小腿发生静脉栓塞时,可在小腿皮肤见到较多发红的肿胀血管,孕妇自感小腿发胀,弯曲时可引起疼痛。大腿发生静脉栓塞时,下肢皮肤变得肿胀、发硬、发白,会造成疼痛和行走困难。栓塞发生在盆腔静脉时,孕妇会出现腹痛、高热等症状,伴有下肢压痛、皮肤发红和水肿等不适。如血块随血液流动到深静脉,会引起深静脉栓塞。深静脉栓塞是一种严重的围产期并发症。深静脉中的栓子小,易脱落游走。当栓子阻塞肺动脉时,会发生肺栓塞,对孕妇的生命造成威胁。

因此,妊娠晚期孕妇应避免久站久坐、盘腿而坐及长距离步行。如不得不久站或久坐,应注意经常变换体位,把身体的重心轮流地放在两条腿上,每半小时站立走动一下,使腿部得到活动。条件允许者可抬高双腿,促使下肢静脉血液回流至心脏,减轻静脉曲张。应重视孕妇生活细节,如穿宽松内衣,避免内裤过紧勒住腹部,以促进静脉血液回流。静脉曲张形成初始,孕妇可在晨起静脉曲张和下肢水肿较轻时,进行足部运动,穿高弹力袜,或由下而上将小腿缠上弹力绷带,待晚上临睡前取下。当下肢出现静脉瘤时,行动要小心,避免磕碰静脉瘤,避免使用过冷或过热的水洗澡,使用与体温相同的水最为适宜。为减轻静脉压力,孕妇要尽量防止便秘,蹲厕时间不宜太长,有咳嗽或气喘时应积极治疗。睡眠时可用枕头将腿略垫高,以促进下肢静脉血液顺畅回流。对于孕妇来说,预防深静脉栓塞的最好办法是运动。运动可加速全身的血液循环。因此,即使在妊娠后期,也应继续坚持散步。

四、阴道流液和尿失禁

(一)胎膜早破

胎膜早破(premature rupture of membranes,PROM)指临产前发生胎膜破裂。胎膜早破的病因有生殖道感染、羊膜腔压力增高、胎膜受力不均、营养不良或营养过剩、宫颈管松弛等。孕妇常突然感觉到有较多的液体从阴道排出,随后持续有少量液体不断流出,有时仅感觉外阴较平时湿润。孕妇应立即平卧,避免行走和如厕,尽快就诊。

(二)阴道炎

妊娠期孕妇雌激素升高,有利于阴道加德纳菌及其他厌氧菌的生长。同时,阴道上皮细胞糖原增多,酸性增强,且孕妇免疫力下降,因此孕妇易患外阴阴道假丝酵母菌病。表现为外阴瘙痒、阴道分泌物增多,可能呈豆腐渣样或灰白色,阴道可有灼热感,有些孕妇伴有尿路刺激症状。行阴道分泌物涂片检查以明确诊断,给予相应的处理。

(三)尿失禁

尿失禁以张力性尿失禁最为常见,多发于经产妇。妊娠后期孕妇在腹压增加时(如咳嗽、打喷嚏、提重物和跑动等)出现不自主溢尿是其最典型的症状。尿失禁以预防为主,若在孕前发现张力性尿失禁,应及时处理。

五、皮肤瘙痒

妊娠晚期部分孕妇出现局部皮肤甚至全身瘙痒现象,应警惕妊娠期肝内胆汁淤积的发生。妊娠期肝内胆汁淤积的症状之一是皮肤瘙痒,部位多在腹部,少数遍及全身。有的仅为轻度瘙痒,有的则奇痒难忍,但皮肤检查结果无异常。除痒感外,少数孕妇可出现肉眼难以发现的轻微黄疸。瘙痒和黄疸现象会在分娩后一两天完全消失。若孕妇再次怀孕,还可出现同样症状。妊娠期肝内胆汁淤积易造成胎儿宫内缺氧、早产及产后出血过多等问题,因此孕妇应当重视,定期产检,及时发现并处理。

六、体重异常

妊娠期体重管理是指通过健康教育、产前监测、营养指导及运动干预等措施来控制妊娠期体重的增长,以获得良好妊娠结局的方法。体重是衡量孕妇营养状况的一大重要因素。不管是体重过低还是超重都与孕妇产生不良妊娠结局有关。体重过低的孕妇往往缺乏多种重要的营养物质,存在肥胖问题的孕妇则存在摄入低营养高能量食物的问题。需要特别注意的是孕妇妊娠前和妊娠早期的 *BMI*,是可以通过合理的饮食管理及增加适量活动来控制的。妊娠前 *BMI* 不同,妊娠期体重增长的合理范围也会不同。

妊娠期体重监测与管理相关指导:

1. 根据妊娠前 *BMI* 类别制订妊娠期的体重增长目标,见表 2-2。

2. 在妊娠晚期,正常体重孕妇每周增加的体重不应超过 0.5kg,超过应检查有无水肿或隐性水肿发生。

表 2-2 妊娠期体重增长目标

妊娠前 *BMI* 类别 /（kg/m²）	妊娠期体重增长值 /kg	每周体重增加 /kg
低体重（<18.5）	12.50~18.00	0.51
正常体重（18.5~24.9）	11.50~16.00	0.42
高体重（25.0~29.9）	7.50~11.50	0.28
肥胖（≥30.0）	5.00~9.00	0.22
双胎妊娠	18.00	0.65

3. 若产检发现孕妇的体重控制不良,应给予膳食指导并追踪结果,严重者及控制不良者可考虑请营养科参与饮食计划的制订。

（张焕芳）

第四节 妊娠期饮食与运动指导

一、妊娠期饮食指导

（一）妊娠早期饮食指导

妊娠早期是胎儿生长发育最关键的时期,摄入均衡的营养素尤为重要。研究表明,合理的营养摄入对母胎健康都起着至关重要的作用。由于孕激素(特别是雌激素)的作用,早孕反应是孕妇不可回避的问题,反应较轻者常见恶心、呕吐、胃灼热感(烧心)。严重的恶心、呕吐会直接影响孕妇膳食营养素的摄入,导致脱水和体重减轻,甚至出现电解质紊乱等问题。如营养不良,孕妇发生流产、早产、胎儿畸形、巨大儿及妊娠合并糖尿病、贫血等风险增加,也不利于胎儿或新生儿的生长发育。因此,孕妇在妊娠期宜摄入多样化食物组成的营养均衡膳食,对母亲的健康及胎儿的身心发育具有重要意义。早期胚胎各器官形成发育需要的营养物质有以下8类。

1. 蛋白质　满足胎儿发育和孕妇健康必不可少的物质。妊娠早期胎儿生长速度相对缓慢,孕妇所需的能量及营养摄入与非妊娠期相同,因此妊娠早期蛋白质无须额外增加,每天保持 40~50g 的蛋白质摄入即可,可建议孕妇多食鱼、蛋、瘦肉及奶制品类。

2. 脂肪　占总能量供给的 25%~30%,过多摄入易导致肥胖及妊娠并发症风险增加,但膳食脂肪中的卵磷脂及其中的长链多不饱和脂肪酸,对人类生命早期神经系统和视网膜等的发育有重要的作用。因此,应建议孕妇适当摄入深海鱼类、核桃等食物。

3. 碳水化合物　人体内提供能量的主要物质,占能量供给的 50%~60%。在妊娠早期,应建议孕妇每天保证至少摄入 130g 碳水化合物(首选易消化谷类约 200g,注意粗细搭配)。

4. 钙　作为构成人体骨骼和牙齿的主要成分,妊娠期摄入的钙一方面满足自身的需要,另一方面满足胎儿或新生儿骨骼和牙齿的发育需要。在妊娠早期,应建议孕妇每天摄入 800mg 钙,食物来源如奶制品、虾皮、芝麻酱等。

补钙注意事项:不要空腹服用钙剂,最好在进食的同时服用,或饭后 30 分钟服用;钙剂不宜和牛奶同服,否则会造成钙质的浪费;补钙的同时应多喝水;胃酸缺乏者,不宜选用碳酸钙,可选用枸橼酸钙或柠檬酸钙等。

5. 铁　妊娠早期缺铁易造成早产和低体重出生儿,严重贫血可影响胎儿的生长发育及婴儿的智力发育,铁的主要食物来源有肝脏、瘦肉、血豆腐、黑木耳、芝麻酱。

补铁的注意事项:①有利于铁剂吸收的物质:优质蛋白质、维生素 C 等;②阻碍铁剂吸收的物质:钙剂、浓茶和牛奶等;③饮食补铁以动物性铁为主;④铁剂最好在餐间服用。

6. 锌　妊娠早期缺锌可干扰中枢神经系统的发育,严重可造成中枢神经系统畸形,妊娠晚期缺锌也可导致神经系统发育异常。食物中牡蛎含锌量很高,牛肉、羊肉、肝脏、蛋、鱼类含锌量也很高。

7. 维生素 A　又名视黄醇,对胎儿的生长发育、骨骼和胎盘的生长、免疫系统形成及母婴的视力维护均有重要作用。如缺乏维生素 A,胎儿有畸形(如唇裂、腭裂)的可能。维生素 A 主要来源于蛋黄、牛奶、动物肝脏。

8. 碘　孕妇缺碘会导致甲状腺功能减退,新陈代谢降低,碘严重缺乏,可影响胎儿身体和智力的发育。除坚持食用碘盐外,还可摄入含碘丰富的海产品,如紫菜、海带等。

【知识链接】

孕妇在妊娠早期可根据平衡膳食宝塔进行营养管理。平衡膳食宝塔分 5 层,各层位置和面积不同,在一定程度上反映出各类食物在膳食中的数量、地位和应占的比重。

1. 谷、薯类　主要营养成分是糖类(碳水化合物),含丰富淀粉、B 族维生素和植物性蛋白质。建议孕妇每天宜摄入 250~300g。

2. 蔬菜和水果　含丰富的维生素 C、胡萝卜素、多种矿物质和膳食纤维。建议孕妇每天宜摄入蔬菜类 300~500g、水果类 200~350g,每周补充一次含碘产品。

3. 肉、禽、鱼、蛋、奶和豆类（适量）　含丰富蛋白质、不饱和脂肪酸、铁、钙、维生素 B 族和脂溶性维生素等。建议孕妇每天宜摄入肉、禽、鱼、蛋 130~180g,奶和豆类 300g。

4. 油、盐　建议孕妇每天宜摄入油 25~30g,加碘食盐应少于 6g。

5. 水　建议孕妇每天宜摄入 2 000~2 300ml。

（二）妊娠中期饮食指导

在妊娠中期,一般可通过测量宫底和腹围,来判断胎儿在宫内的生长发育和妊娠周数是否相符。胎儿在宫内正常的生长发育与妊娠期合理的营养膳食是分不开的。孕妇的基础代谢增强,胎儿的生长发育速度加快,孕妇应在妊娠早期的基础上,可适当增加热量及优质蛋白质的摄入,但仍以全面均衡为要点,如增加鱼、鸡肉、鸡蛋、海产品、牛奶的摄入。

1. 热量　妊娠中期后至分娩,建议孕妇每天在原基础上增加 100~300kcal（1kcal=4.186kJ）的热量,热量主要由摄入的蛋白质、脂肪和碳水化合物产生。

2. 蛋白质　妊娠中期,建议孕妇进食蛋白质的量每天应增加 15g。蛋白质的主要来源是动物,如畜肉、禽肉、蛋和鱼肉等。

3. 碳水化合物　妊娠中期,建议孕妇每天增加 35g 的主食即可。

4. 微量元素

（1）铁:孕妇是缺铁性贫血的高发人群。建议孕妇在妊娠中期开始后应增加铁的摄入,可每天增加红肉 20~50g,每周吃动物血液或肝脏 1~2 次,有指征者可额外补充铁剂。

（2）钙:妊娠中期,孕妇钙的摄入推荐量为每天 2 000mg,每天可摄入奶制品 250~500g,或补充 600mg 钙。

（3）锌：建议孕妇在妊娠中期后开始每天从日常饮食中摄入锌 20mg。

（4）碘：建议孕妇每天摄入碘 175μg，可通过食用含碘盐摄入。

5. 维生素　维生素是生命中不可或缺的物质，主要从食物中获取。

（1）维生素 A：建议孕妇在妊娠期每天从日常饮食中摄入维生素 A 1000μg。维生素 A 主要富含于牛奶、动物肝脏等食物。

（2）维生素 B 族：《中国居民膳食营养素参考摄入量》推荐妊娠中期孕妇应增加维生素 B 族（特别是叶酸）的供给量。建议孕妇每天叶酸的摄入量是 0.4~0.8mg。

（3）维生素 C：建议孕妇每天从日常饮食中摄入维生素 C 80mg。可多吃新鲜的水果、蔬菜。

（4）维生素 D：建议孕妇每天从日常饮食中摄入维生素 D 10μg。维生素 D 主要来源于紫外线光照下的体内合成。在食品中鱼肝油的维生素 D 含量最多，其次是鱼、蛋黄、肝脏等。

（三）妊娠晚期营养素比例

妊娠晚期是对营养要求最为敏感的时期，建议孕妇每天补充除维持自身人体代谢和消耗所需要的营养外，还要满足胎儿生长发育所需营养。孕妇营养储备充足也是产后母乳分泌充足的基础，是纯母乳喂养的前提条件。近年来，随着人们生活水平提高，我国人民的膳食结构和生活方式发生了巨大的变化，孕妇的整体营养状况已经得到了根本的改善，由经济问题导致孕妇营养不良的现象已明显减少，但由于营养不均衡引发孕妇发生并发症的情况却逐渐增多。妊娠晚期的营养问题不仅影响妊娠、分娩及哺乳期妇女身体的健康,还关系到胎儿及婴儿的生长发育。

1. 碳水化合物、蛋白质、脂肪　合理的营养需要通过均衡的膳食获取,合理的膳食结构应该是以碳水化合物为主,同时摄入适量的蛋白质、脂肪。中国营养学会推荐三大功能物质比例应为碳水化合物占 60%~70%,脂肪占 25%~30%,蛋白质占 10%~15%,但是实际上许多人无法做到。部分人孕前就有偏食习惯,妊娠后由早孕反应导致食欲发生改变,偏食加重。主食进食少或无,三大功能物质摄入比例失衡,从而导致妊娠期膳食摄入不足及营养失衡。孕妇营养不良,尤其是蛋白质和热量摄入不足是胎儿生长受限的重要因素,占50%~60%。

2. 微量元素

(1)钙:构成骨骼和牙齿的重要成分,并可调节神经肌肉的兴奋性,又是体内许多酶的激活剂。中国营养学会推荐妊娠晚期孕妇膳食钙的摄入量为每天 1 200mg。但妊娠期摄入钙并非越多越好,补钙原则是缺多少补多少,以食补为主。

(2)铁:构成血红蛋白的主要原料,血红蛋白参与体内氧的运输和利用。中国营养学会推荐妊娠晚期孕妇铁的摄入量为每天 35mg。随着人们生活水平的提高,缺铁性贫血的发病率明显下降,但仍有相当比例的隐性铁缺乏。

(3)锌:在体内的含量很少,但人体的一切器官均含锌,锌还参与细胞内核酸的合成,又是体内许多酶的构成成分。孕妇膳食锌的摄入推荐量为每天 16.5mg。

(4)碘:妇女在妊娠期及哺乳期,碘的生理需要量比正常人增加了 1/3~1 倍,主要供孕妇自身甲状腺素的合成及胎儿的需要。甲状腺素对胎儿脑细胞的发育和增生起着决定性的作用,可预防因缺碘造成的智力落后。妊娠期妇女合理补碘及进行动态碘的监测对预防胎儿出生缺陷很有必要。

3. 维生素

(1) 维生素 A:可帮助维持视力正常和上皮组织健康,具有促进人体发育和提高人体免疫的功能。但不可摄入过量,否则有胎儿发生先天畸形的危险。

(2) 维生素 B 族:B 族维生素均为重要的辅酶,可参与人体的蛋白质、核酸的代谢。妊娠期妇女所需的维生素 B 族较孕前增加 60%,且每天一次性补充比分次补充效果更好。妊娠晚期建议维生素 B_1 及维生素 B_2 的适宜摄入量分别为每天 1.5mg 及每天 1.7mg;维生素 B_{12} 的推荐摄入量为每天 2.6mg。

(3) 维生素 C:妊娠期妇女维生素 C 的摄入量应比孕前增加 30% 左右。尤其有牙龈出血症状的孕妇,应给予膳食指导及适当的药物来补充维生素 C,中国营养学会建议孕妇每天额外补充维生素 C 不超过 100mg。

(4) 叶酸:《中国临床合理补充叶酸多学科专家共识》推荐妊娠晚期叶酸增补剂量为每天 0.4mg。

二、妊娠期运动指导

(一) 妊娠中期运动

1. 适用人群 适用于经医护人员评估无心血管疾病等内科合并症,无产科并发症及其他运动禁忌证的孕妇。

2. 意义

(1) 协助体重管理,维持体重的适宜增长。

(2) 增加肌肉力量和促进新陈代谢。

（3）促进血液循环和胃肠蠕动,减少便秘。

（4）增强腹肌、腰背肌和盆底肌的能力,促进自然分娩。

（5）锻炼心肺功能,释放压力,促进睡眠。

（6）减轻妊娠期焦虑,有利于保持心情愉悦,预防产前抑郁。

3. 形式

（1）有氧运动:可改善心肺功能,预防妊娠合并慢性疾病,维持体重的适宜增长。如散步、慢跑、游泳、舞蹈、爬山、划船等。

（2）抗阻运动:可增强肌肉力量,改善整体的健康情况。如举重（哑铃≤5kg）。

4. 运动强度选择　妊娠期以低、中强度运动为主,避免高强度运动。妊娠前有运动习惯的孕妇,妊娠期的运动强度应低于妊娠前运动强度。确定妊娠期运动强度的方式常用的有以下几种,可根据实际情况判断适合自己的运动强度。

（1）运动 15 分钟后身体状态变化:①高强度运动:运动后心跳加速,自觉疲惫无力,如跑步、游泳、爬山等。②中强度运动:运动后心跳加速,但不觉疲惫无力,如疾步走、跳舞、孕妇体操、上肢举重锻炼（≤5kg）和上下楼梯等。③低强度运动:运动后,心跳不加速且不觉疲惫,如园艺、散步、轻度家务劳动等。

（2）靶心率法:做运动试验,运动中最高心率的 70%~80% 作为靶心率,即为安全的运动心率。根据年龄计算靶心率,<20 岁靶心率为 140~155 次 /min,20~29 岁靶心率为 135~150 次 /min,30~39 岁靶心率为 130~145 次 /min,40 岁及以上靶心率为 125~140 次 /min。对于糖尿病合并妊娠或超重孕妇,20~29 岁靶心率为 110~131 次 /min,30~39 岁靶心

率为 108~127 次/min,40 岁及以上靶心率稍减少,由于个体心率等情况并不完全相同,故应根据实际情况进行选择。

（3）谈话测试:运动过程中,尽力增加运动量的情况下与他人交谈能保持无困难的状态,此时运动强度已足够。

5. 运动时间 孕妇妊娠前有运动习惯的,建议从每周 3 次,每次约 15 分钟的有氧运动开始,逐渐将运动量增加到每周至少 4 次,每次 30 分钟。妊娠前无运动习惯的孕妇可根据自己的实际情况及接受能力,循序渐进,将运动量增加至每周 3 次,每次 25~40 分钟,运动过程中建议每隔 15 分钟休息一次。孕妇进行抗阻运动时,建议每周进行 2~3 次,每次 8~10 组动作,每组动作重复 8~10 次,两次抗阻运动至少间隔 1 天。

6. 注意事项

（1）避免如滑雪、橄榄球、篮球、骑马、体操等容易受到撞击和有跌倒风险的运动。

（2）运动前应保证摄入足够水分,避免在饥饿状态下运动,运动时应备有水及少量可及时补充能量的食物。

（3）选择阴凉通风的环境下运动,穿着宽松的棉质衣物和适当大小的文胸及跑步鞋。

（4）运动过程中若出现以下情况,应立即终止运动,并到医院就诊。如出现阴道出血、头晕、头痛、胸痛、呼吸困难、腹痛、胎动减少、胎膜早破、四肢无力、小腿疼痛或肿胀等不适。

（二）妊娠晚期运动

1. 意义

（1）适量的运动有助于妊娠晚期孕妇顺利分娩,尤其是想顺产的孕妇,更应保持适量运动。

（2）运动促进新陈代谢加快,血液里的含氧量更充足,可为胎儿提供充足的氧气,对胎儿的身体发育和大脑发育都有帮助。

（3）运动时微微震荡的感觉,对促进胎儿感觉系统的发育有益。

（4）适量运动有助于促进胎儿入盆；有助于锻炼肌肉、增强耐力,促进孕妇身心放松,提高睡眠质量。

（5）保持适量运动在分娩时有助于加快产程,促进自然分娩。

2. 形式

（1）散步:最适合孕妇的运动就是散步。孕妇可在早餐或晚餐后1小时进行散步,每次30分钟左右,以自己的体力耐受为限,量力而行。散步时应穿平底鞋,减轻身体对腿部和足部的压力。注意选择适宜的环境,如公园或者小区楼下等,应避免在人流穿行的马路边上散步。

（2）瑜伽:孕妇在妊娠期间会因身体的不断变化而处于精神紧张的状态,尤其是背部要承受越来越多的压力。练习瑜伽可以平衡不断增大的腹部并保持良好的体态。瑜伽伸展等动作有助于分娩前打开骨盆,并通过对盆底的调整可以更好地控制分娩,减少分娩并发症的发生,同时加快产后恢复。

（3）分娩球操:使用具有弹性的球协助孕妇持续活动身体,以促进产程进展和减轻阵痛。孕妇使用分娩球时应注意采取舒适的姿态,活动全身肌肉,助产人员应做好安全防护措施。

（4）孕妇操:对于孕妇来说是保健运动,能够减轻由于体重增加和重心变化引起的腰腿疼痛,可松弛腰部和骨盆的肌肉,为将来分娩时胎儿顺利通过产道做好准备。此外,还可增强分娩时应对分娩阵痛的信心。每天坚持做操时注意动作要轻而柔和,以不感到疲劳为宜。

（5）锻炼手部力量:可为孕妇顺产时增加手部力量。可选择使用哑铃,但重量的选择应适当,根据自己的身体承受力选择,建议不超过 5kg,以稍微用力但又不费力为宜,每次锻炼 10 分钟,每天坚持 2 次。

（6）适当做家务:妊娠期间,孕妇不宜参与重体力家务,但是可适当做一些力所能及的家务,如扫地、拖地等。有助于增加血液循环,促进新陈代谢,有利于母胎的健康。

3. 注意事项

（1）妊娠晚期睡姿:以左侧卧位为宜。腿部水肿的孕妇,可在小腿下面放置枕头,将腿垫高,以促进小腿的血液循环,减轻水肿及疲劳感。妊娠期应避免俯卧或仰卧睡姿,以免压迫腹部或造成仰卧位低血压。

（2）假宫缩:妊娠晚期孕妇夜间休息时,会出现下腹阵痛,通常仅持续数秒,间歇时间长达数小时,不伴下坠感,白天症状即可缓解,这种现象称为"假宫缩",这时不必着急去医院,可继续在家观察。如出现下腹持续剧痛,可能是临产或出现先兆子宫破裂、胎盘早剥等急症,应及时到医院就诊,切不可拖延。

（张焕芳）

第三章 高危妊娠孕产妇产褥期的护理及门诊管理

第一节 产褥期健康检查

从胎盘娩出至产妇全身各器官除乳腺外恢复至正常未孕状态所需的一段时期,称产褥期,通常为6周。产褥期为妇女一生中生理及心理发生急剧变化的时期之一,多数产妇恢复良好,少数可能发生产褥期疾病。

一、正常产褥

1. 子宫复旧是产褥期母体重要的变化。子宫于产后10天内降入骨盆腔内,产后6周恢复至未孕状态。

2. 产后恶露的量、颜色及内容物随时间而变化,一般持续4~6周。产后恶露颜色变化的三个阶段分为血性恶露、浆液性恶露、白色恶露。产后子宫内膜、脱落的组织、黏液随血液排出称为产后恶露,持续6周左右。产后恶露分为三个阶段。

（1）第一阶段:血性恶露,血液成分较多,颜色暗红,与月经相似,通常持续3~4天。

（2）第二阶段:浆液性恶露,主要含有黏液和坏死的子宫内膜,血液成分较少,颜色呈淡粉色,持续10天左右。

（3）第三阶段：白色恶露，色泽较白，状似白带，含有大量的白细胞、表皮细胞和细菌，持续 3 周左右。

3. 乳腺在产后开始泌乳，吸吮和不断排空乳房是持续泌乳的重要条件。

4. 注意补充水分，通风，预防产后血栓形成及产褥中暑。

二、产褥期保健

1. 注意产褥期卫生及营养　禁性生活及盆浴 2 个月。

2. 计划生育指导　若已恢复性生活，应采取避孕措施，建议产后 3~6 个月选择避孕套和宫内节育器的方式进行避孕。

3. 产后检查　包括产后访视和产后健康检查两部分。

（1）产后访视：产后 42 天带出院小结复诊。了解产妇健康状况，若发现异常应及时给予指导。

（2）产后健康检查：产妇应于产后 6 周至医院常规检查，包括全身检查及妇科检查。全身检查主要检查血压、脉搏、血常规、尿常规，内容包括：①了解产妇饮食、睡眠等一般状况；②检查乳房，了解哺乳情况；③观察子宫复旧及恶露；④观察会阴切口、剖宫产腹部切口；⑤了解产妇心理状况。若有内外科合并症或产科并发症等应做相应检查；妇科检查主要观察盆腔内生殖器是否已恢复至非孕状态。

三、需及时就医的情况

1. 恶露　阴道流出的血及分泌物会逐渐减少并颜色变淡，若阴道流血量增加多于平日月经量或有血块，请速至急诊就诊。

2. 会阴或腹部伤口　有红、肿、痛、液体渗出或出现硬块时要及时回院检查。

3. 其他　若出现寒战、发热、气促、呼吸困难、心悸等任何不适；单侧或双侧下肢水肿；头痛、失眠、高血压等情况，请及时专科就诊。

（张焕芳）

第二节　产褥感染与伤口愈合不良

一、产褥感染

（一）定义

产褥感染（puerperal infection）指分娩及产褥期生殖道受病原体侵袭，引起局部或全身感染，其发病率约 6%。

（二）产褥病率

产褥病率（puerperal morbidity）是指分娩 24 小时以后的 10 天内，每天测量体温 4 次，间隔时间 4 小时，有 2 次体温≥38℃。产褥病率常由产褥感染引起，但也可由生殖道以外感染如急性乳腺炎、上呼吸道感染、泌尿系统感染、血栓静脉炎等所致。产后发热鉴别诊断详见表 3-1。

1. 乙型溶血性链球菌是最常见的病原体，多为混合感染。

2. 发热、疼痛、异常恶露是三大主要症状。

3. 对产后发热者，首先考虑产褥感染，再排除引起产褥病的其他疾病。

4. 首选广谱高效抗生素，再依据细菌培养和药敏试验结果调整种类和剂量。

表 3-1 产后发热鉴别诊断（7W）

疾病分类	病因	发生时间	临床表现	特征
生殖系统感染（Womb）	胎膜早破、产程过长、组织物残留、卫生习惯等	产后0~7天	发热、下腹痛、恶露异味腥臭，体温：38.5~41℃	1. 实验室检验结果：白细胞计数↑↑，中性粒细胞计数↑↑ 2. 子宫超声：异常 3. 病原菌培养（血液/阴道流液/伤口分泌物）：革兰氏阳性菌、厌氧菌等
呼吸系统感染（Wind）	上呼吸道感染、肺不张、吸入性肺炎及细菌性肺炎等	产后0~3天	鼻塞、流涕、咽痛、声音嘶哑、咳嗽、咳痰及胸痛等，体温：38.5~41℃	1. 细菌感染的实验室检验结果：白细胞计数↑↑，中性粒细胞计数↑↑ 2. 病毒感染的实验室检验结果：白细胞和中性粒细胞计数正常或↓，淋巴细胞计数↑ 3. 胸部X线片或CT：肺炎或支气管炎 4. 咽拭子、血清学及PCR检测：细菌、支原体、衣原体、病毒（甲型流感病毒、新型冠状病毒等）

续表

疾病分类	病因	发生时间	临床表现	特征
泌尿系统感染（Water）	阴道炎、导尿及5%~10%的妊娠期无症状菌尿	产后2~5天	尿急、尿频、尿痛、血尿及腰痛,严重感染者出现高热、寒战及肋脊角叩击痛,体温:38.5~41℃	1. 实验室检验结果:白细胞计数↑↑,中性粒细胞计数↑↑;清洁中段尿常规:红细胞、白细胞↑↑↑ 2. 尿细菌培养:阳性
伤口感染（Wound）	分娩时产道、会阴部裂伤或剖宫产伤口引起感染	产后2~7天	伤口局部灼热、疼痛、下坠感、伤口化脓、感染等,体温:38~39℃	1. 实验室检验结果:白细胞计数↑↑,中性粒细胞计数↑↑ 2. B型超声:子宫异常,切口异常 3. 病原菌培养(血液/阴道流液/伤口分泌物):革兰氏阳性菌、革兰氏阴性菌、厌氧菌等
下肢深静脉血栓（Walk）	产后血流滞缓、高凝及血管壁损伤为产后深静脉血栓三大生理高危因素;少动为主要诱因	产后1~6天	临床表现各异;深静脉血栓常见为一侧下肢疼痛、肿胀,体温:37.5~39℃;警惕下肢深静脉血栓发展为肺栓塞及猝死	1. 实验室检验结果:白细胞计数↑,中性粒细胞计数↑ 2. 下肢血管超声:血栓形成

续表

疾病分类	病因	发生时间	临床表现	特征
泌乳热 （Weaning）	由乳汁增多，乳房极度充盈、胀大引起	产后2~4天	乳房均匀胀大，板石样，触痛（+++）；体温37.8~39℃，持续4~16小时后体温下降，不属于异常发热，若体温>39℃且持续时间超过24小时，则考虑患乳腺炎	实验室检验结果：白细胞计数↑或正常，中性粒细胞计数↑或正常
药物热 （Wonder drug）	常见于使用青霉素或头孢菌素时间较长的产妇	产后7天	非特异性的体温升高，心率正常，体格检查无阳性发现	1. 实验室检验结果：白细胞和中性粒细胞计数正常 2. 鉴别方法：停用可疑药物，体温多于停药后2天内恢复正常

注：↑指超过正常值；PCR指聚合酶链反应。

二、伤口愈合不良

（一）剖宫产术后切口感染

1. 剖宫产术后切口感染率　在剖宫产病例中,切口感染率为10%~15%;而在发生切口感染病例中,剖宫产术后切口感染率为50%~70%。

2. 剖宫产术后切口感染因素　患者的年龄、*BMI*、季节（夏季更容易感染）、妊娠合并糖尿病、多人病房等因素与切口感染有着极大的相关性;手术时间、术中出血量、手术类型,胎盘早剥,切口大小等因素,也与腹部手术切口感染有着极大的相关性。

（二）引起切口愈合不良原因

1. 局部缺血　子宫下段横切口两端切断子宫动脉向下斜行分支,造成局部供血不足。

2. 横切口选择过低或过高

（1）横切口过低,宫颈侧以结缔组织为主,血供较差,组织愈合能力差,且靠近阴道,增加感染机会。

（2）横切口过高,切口上缘宫体肌组织与切口下缘子宫下段肌组织厚薄相差大,缝合时不易对齐,愈合不良。

3. 缝合不当　组织对位不佳、手术操作粗暴、出血血管缝扎不紧、切口两侧角部未将回缩血管缝扎形成血肿、缝扎组织过多过密,切口血液循环供应不良等,均可导致切口愈合不良。

4. 切口感染　因子宫下段横切口与阴道靠近,术前有胎膜早破、产程延长、多次阴道检查、前置胎盘、术中出血多或贫血,易发生切口感染。

上述因素均可导致子宫切口愈合不良,缝线溶解脱落后血窦重新开放,出现大量阴道流血,甚至休克。

(三)切口愈合标准

参考《剖宫产术常见并发症及其防治》中对剖宫产术后切口愈合标准的分类。

1. 基本愈合 无红肿、无渗液、无疼痛情况产生。

2. 愈合良好 存在轻微红肿、少量渗液、皮肤表皮无破裂情况发生。

3. 愈合一般 红肿不明显、存在渗液、皮肤表皮轻微裂开。

4. 愈合差 存在严重红肿、存在渗液、皮肤表皮明显裂开并存在感染。

此外,腹部手术切口脂肪液化是剖宫产术后较为常见的并发症,特别是较肥胖的产妇。针对这一情况,可采用皮下置管负压引流技术进行引流。

(陈嘉欣 李 萃)

第三节 围产期抑郁症妇女的心理调适

一、围产期抑郁症概述

围产期抑郁症,这种在妊娠期间或分娩后4周内出现的抑郁症状,已经变成了妊娠期和产褥期最常见的精神障碍之一。它对孕产妇及其子女的健康造成显著的不良影响,尤其是会提升心理健康不良事件的风险。因此,护士需要对此保持高度关注,并致力于早期诊断与及时采取有效的治疗措施。

围产期抑郁症包括产前抑郁症(prenatal depression)和

产后抑郁症（postpartum depression），是妊娠期及产褥期常见的并发症之一。2018年美国妇产科医师学会（American College of Obstetricians and Gynecologists, ACOG）的共识中指出，妊娠期及产后1年的妇女发生的轻度至重度抑郁发作，可被诊断为围产期抑郁症。产后6周是重度抑郁发作的高峰期，而产后2~3个月和6个月则是轻度抑郁发作的高峰期。

1. 围产期抑郁症的危害　围产期抑郁症可能对孕产妇、胎儿或新生儿造成不良影响，应予以足够重视。

2. 围产期抑郁症的高危因素　最大的危险因素是既往抑郁症病史，包括既往围产期抑郁症病史及非围产期抑郁症病史。其他危险因素包括妊娠期生活应激事件或产后压力性生活事件等。遗传因素也可能是其危险因素之一。

二、围产期抑郁症的诊断

围产期抑郁症的诊断是一个综合多方面的考量过程，涵盖了病史采集、精神与体格检查、心理评估及其他辅助检查。诊断的确切性主要依赖于对症状的准确识别，评估其严重程度和持续时间，同时还要排除其他潜在疾病因素的影响。本书遵循国际疾病分类（ICD-10）中关于抑郁发作的诊断标准。

在详细询问病史时，医生会特别注意患者过去是否有过抑郁症状，尤其是与妊娠相关的，以及是否有家族抑郁病史。对于那些在养育新生儿方面表现出极度不自信，伴有自责自罪感、无价值感，或是出现注意力、记忆力下降，以及有失眠、食欲减退等症状的孕产妇，医生会给予更多的关注和评估。抑郁症的典型症状包括持续的情感低落、兴趣和愉悦感的缺失、精力或体力的明显下降，患者也可能变得易激惹，甚至在严重情况下产生自杀的意念或行为。

针对围产期抑郁症的女性患者,医生还会询问她们的社会支持网络情况、是否存在酒精或药物滥用,以及是否遭受过伴侣的暴力。如果患者存在躯体疾病的可能性,医生会进行相应的体格检查,以确保诊断的全面性和准确性。

三、围产期抑郁症的筛查方法与筛查时机

1. 应通过标准化、有效的筛查工具,在妊娠期或产后对孕产妇进行至少 1 次筛查,完成抑郁和焦虑水平的评估。

2. 围产期抑郁症的合理筛查时机是妊娠早期。推荐使用爱丁堡产后抑郁量表(Edinburgh postnatal depression scale, EPDS)或 9 个条目的患者健康问卷(patient health questionnaire-9, PHQ-9)进行抑郁症筛查。围产期抑郁症的筛查与诊治流程见图 3-1。

四、围产期抑郁症的治疗原则

轻度和中度围产期抑郁症,推荐结构化心理治疗作为一线治疗方法。重度围产期抑郁症者,建议转至精神专科就诊,推荐初始治疗采用抗抑郁药物。必要时,医院可针对孕产妇开展心理调适工作坊,帮助患者走出生活的悲伤事件。

【知识链接】

1. 围产期哀伤量表　适用于妊娠意外终止(如意外流产、死胎、新生儿死亡等)产妇或配偶哀伤反应的评定。

2. 家庭关怀度指数量表　用于检测家庭功能的问卷,也称家庭功能量表,可以使青少年以上的任何年龄段的人员都能在很短的时间内对自己家庭的功能进行全面的、量化的评价。

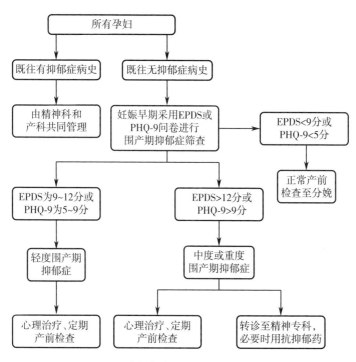

图 3-1　围产期抑郁症的筛查与诊治流程图

采用 3 级评分制,"经常这样"得 2 分,"有时这样"得 1 分,"几乎很少"得 0 分,5 个条目计分相加为总分(分值 0~10 分),总分越高说明家庭关怀状况越好,即家庭功能越好。总分为 7~10 分表示家庭结构稳定,家庭功能良好,不易出现家庭关怀缺失等问题;4~6 分表示家庭结构存在短板,家庭功能中度障碍,可能存在轻度关怀缺失情况,可被及时纠正;0~3 分表示家庭结构极不稳定,家庭功能严重障碍,各成员间关怀缺失,属于病态家庭。原量表信度相关系数为 0.80~0.83,具有良好的信度与效度。本研究中该量表 Cronbach's α 系数为 0.848,说明量表在研究人群中显示出优异的使用效能。

（陈嘉欣）

第四节　母乳喂养指导

高危因素使产妇也可能因为病情危重需要转入重症监护室,部分新生儿需转入新生儿重症监护室进一步观察治疗,造成母婴分离;高危产妇因产后特殊用药等因素也可能出现延迟哺乳等情况。这为新生儿的母乳喂养带来了困难。

早产儿在宫内摄入的营养不足,出生后受疾病、环境等因素的影响,可导致生长发育水平落后,出院后仍存在不同程度的宫外发育迟缓,严重影响其远期神经系统发育。《中国新生儿营养支持临床应用指南》提出,母乳是早产儿首选的营养来源,应尽早进行母乳喂养。母乳喂养对早产儿出生后的存活及生存质量至关重要。

一、母乳喂养对母亲的益处

1. 有助于建立亲子关系。
2. 有助于推迟再次妊娠。
3. 帮助子宫收缩,减少阴道出血,预防产后出血。
4. 减少发生乳腺癌和卵巢癌的危险,保护母亲健康。
5. 消耗产妇多余脂肪,促进体型恢复,使乳房丰满。

二、母乳喂养对早产宝宝的益处

母乳对早产宝宝来说是性命攸关的,最关键就是产后初乳阶段,对早产宝宝来说初乳就是良药,早产宝宝在子宫内待的时间较短,身体各器官发育不完善,因此对感染等疾病的防御力远远不如足月儿。对早产儿进行母乳喂养,特别是产后最初几天的初乳含有丰富的有益成分,能促进早产宝宝肠道成熟。

三、母婴分离的母乳喂养

(一)建立和维持泌乳

1. 每个早产母亲在产后尽快开始吸乳。因为初乳非常珍贵,即使还不能经口喂养,也可以用于口腔免疫疗法。

2. 让产妇知晓产后 4 天泌乳量和吸乳频率与产后 6 周奶量直接相关。对于母婴分离的产妇,推荐其使用医院级吸乳器,鼓励产妇持续登记"产妇挤奶记录表",见表 3-2,便于随访和指导。告知早产儿母亲泌乳目标:①满足住院期间需要量 >200ml/d;②产后 2 周:500~1 000ml,满足出院后哺乳需要。

(二)挤奶方式

1. 用电动吸乳器吸奶。

2. 用手挤奶。

(1)洗干净双手,取舒适坐姿。

(2)拇指及食指呈"C"形,放在距乳头根部 2cm(乳晕)处,二指相对,其他手指托住乳房。

(3)拇指及食指向胸壁方向轻轻下压,作用在乳晕下方的乳窦上,反复压—挤—松,手指不滑动。

表 3-2　产妇挤奶记录表

ID 号：　　　　　姓名：　　　　　分娩方式：顺产□　剖宫产□　分娩日期：

日期	时间	挤奶方法		颜色	量/ml	乳汁情况		储存方法
		徒手	吸奶器			即弃	即送	冷冻
yyyy-MM-dd	hh : mm	√		白色				√

注：①有效挤奶方法：顺产分娩后应立即开始挤奶，剖宫产后 6 小时开始挤奶，每 3 小时挤一次奶，每次挤奶持续 20~30 分钟，每天不少于 8 次，注意夜间奶胀时也要加强挤奶，以及合理的休息与营养，才能保持良好的泌乳，保障乳房分泌的乳汁能提供给婴儿足够的热量及营养；②只有进行有效挤奶；③储存乳汁的奶瓶每次应进行消毒，乳汁应"即挤即送"或冷冻保存。

（4）依各个方向用同样方法使每个乳窦的乳汁都被挤出，操作时力度不应引起疼痛。

（5）一侧乳房挤 3~5 分钟换另一侧，反复进行，每次挤奶持续 20~30 分钟。

四、储奶工具及方法

（一）储奶用品的定义

现在市面上常见的储奶用品包括储奶袋和储奶瓶两种。

1. 储奶容器的选择：储奶容器需要选择可密封、可在冰冻（-20℃）设备下存放的不含双酚 A 材料，推荐使用一次性储奶袋。请通过正规渠道购买储奶容器。

2. 不建议使用不锈钢材质储奶容器，因为不锈钢材质可以致使某些母乳成分发生变化。

3. 不建议使用玻璃材质储奶容器，因为在运输过程中玻璃材质易受损。

（二）母乳的储存时间及采集要求

1. 母乳的储存温度和时间　见表 3-3。

表 3-3　母乳的储存温度和时间

储存温度	室温（4~29℃）	冷藏（0~4℃）	冷冻（-20℃以下）
奶液状态	液体（液态奶）	液体（液态奶）	固体（冰冻奶）
储存有效时间	4 小时	24 小时	3 个月

2. 母乳采集要求

（1）时间：挤奶时间不要超过 15 分钟。

（2）容量：储奶容器每次以一餐的量加上 5ml 为单位保存，但不要超过储奶容器容量的 3/4，以免冰冻后体积增加损坏储存容器,造成母乳污染不可用。

（3）运送:①母乳需要在冷链中(＜4℃)运送。运送时应保证冰冻的母乳在运送到病房时,仍是完全冰冻的状态。②如果母乳部分融化,须经工作人员具体评估后,再告知产妇母乳是否可用。③建议非冰冻的母乳运送时间不超过15分钟(即使是在较好条件的冷冻进行运送)。

（三）母乳标识

母乳采集时应做标识,标识应写在标签纸上字迹清晰,再贴到储奶容器上,不能直接写在母乳袋上,选用笔迹不容易被擦掉的笔写标识,比如油笔或圆珠笔等。

（陈嘉欣　李雨芳）

第五节　产褥期用药指导

从胎盘娩出至产妇全身各器官除乳腺外恢复至正常未孕状态所需的一段时期,称产褥期,通常为6周。产褥期妇女可能出现一般人群中常见的各种疾病而需要药物治疗,怀孕前已存在基础疾病或妊娠期发生产科并发症的患者在产褥期也可能需要继续接受药物治疗,大多数妇女都存在母乳喂养的需求。在产褥期药物治疗期间,考虑到药物的影响,部分患者可能选择停止母乳喂养,部分医护人员也可能建议她们暂停母乳喂养。选择合适的药物对于确保哺乳期妇女得到有效治疗,最大程度地减少婴儿接触药物以及维持母乳喂养关系至关重要。

一、产褥期选择药物的注意事项

在为母乳喂养的妇女选择药物时,应优先考虑那些已被证实安全的短效药物,并以最小有效剂量和最短用药时间为原则。若药物非必需且用于治疗自限性疾病,则建议停药,并探索非药物治疗的可行性。鉴于某些药物可能对婴儿造成潜在伤害,如抗肿瘤药、放射性核素和口服视黄酸,母乳喂养的妇女应严格禁用。另外,虽通常被视为禁忌,但在特定情况下可极其谨慎使用的药剂包括碳酸锂、麦角生物碱、胺碘酮、氰化亚金钾和氯霉素。对于中枢神经系统活性药物,如抗精神病药和抗癫痫药,应谨慎选择,考虑使用尽可能低的剂量,必要时选择替代药物治疗或在使用过程中仔细监测婴儿情况。多巴胺受体激动药、抗雌激素药、选择性雌激素受体激动药和麦角碱类衍生物(如溴隐亭、卡麦角林)会严重抑制泌乳,因此有哺乳喂养需求的妇女应避免使用。

值得注意的是,妊娠期间禁忌的药物在母乳喂养期间可能是安全的,因为药物通过胎盘的转移与进入母乳的转移机制存在显著差异。如果妇女在规定的治疗过程中必须使用禁忌药物,则可以暂时停止母乳喂养,同时妇女保持吸乳以维持乳汁分泌。通常,停药后 5~10 个药物半衰期,药物基本从体内清除。例如,最常用的诊断用放射性核素锝 -99 的衰变速率仅为 6 小时,允许妇女在 30~60 小时后便可恢复母乳喂养。

在药物选择上,应优先考虑那些已被批准用于婴幼儿群体并经过充分研究的药物。若药物对特定年龄段的婴儿是安全的,那么通过母乳摄入的绝对剂量远低于直接服用剂量的妇女同样可以安全服用。同时,应避免使用尚未通过研究证明其对婴儿安全性的新药物。

二、婴儿风险分类

在考虑母体药物可能对婴儿造成伤害的潜在风险时,可将婴儿分为 3 个风险类别:低风险、中风险或高风险,见表 3-4。

表 3-4　基于母乳中药物暴露的婴儿不良反应风险分类

风险类别	人群特征
低	年龄≥6 个月
中	2 周至 6 个月大
高	年龄 <2 周、早产,有重病、慢性疾病

1. 低风险组　此组包括 6 个月以上婴儿。相较于辅食,这些婴儿的母乳摄入量较低,同时药物代谢能力有所增强。特别是 12 个月以上的儿童,其面临的风险显著降低。

2. 中风险组　涵盖 2 周至 6 个月大的婴儿。由于这一年龄段的婴儿肾脏和肝脏功能尚未发育成熟,且母乳摄入量逐步增加,因此被判定为中等风险。值得注意的是,大多数与母乳中药物相关的不良反应案例均来自新生儿和 2 个月以下的婴儿,故对该组婴儿需保持高度警觉。

3. 高风险组　包括 2 周以下的新生儿、早产儿(37 周前出生)、重病患儿,以及患有影响肾脏或肝脏功能的慢性疾病的婴儿。对于这些婴儿,如果正在服用的药物与母乳中的药物同时使用,必须慎重考虑可能产生的药物相互作用。针对高风险婴儿,医护人员应对治疗方案的风险和益处进行全面评估,并在用药前咨询儿科专家或药剂师。

三、产褥期选择药物的原则

母乳喂养妇女的药物选择取决于药物的药代动力学以及药物的安全性。药物药代动力学影响母乳浓度和婴儿吸收。如果可能，医护人员应选择全身吸收最少且半衰期短的药物，因为这样可以降低蓄积的风险，从而降低产生不良反应的风险。产褥期母乳喂养的妇女选择和服用药物的建议见表3-5。

需要注意的是，通常认为相对婴儿剂量（relative infant dose，RID）低于10%的药物是安全的，但这并非绝对，必须结合药物的具体风险进行临床评估。RID低于10%并不能作为使用可能具有高毒性药物的依据。相反，对于某些已知安全的药物，即使其RID超过10%，也可考虑使用。此外，需特别关注的是，大多数药物的RID都低于1%。

表3-5　产褥期母乳喂养的妇女选择和服用药物的建议

药物特点	选择原则及建议
药物的药代动力学	半衰期短（<3h）
	分子量高（>200Da 或 g/mol）
	蛋白结合能力强（>90%）
	脂溶性低
	药物解离常数（pKa）低（<7.2）
	口服生物利用度低
	达峰时间（T_{max}）短
剂量	最短持续时间的最低推荐剂量
	治疗症状所需的最少药物

续表

药物特点	选择原则及建议
剂量	如果合适,选择外用制剂而不是口服制剂
	全身吸收最少的口服药物
	避免使用超强效、缓释或组合制剂
	避免在预期的药物浓度峰值期间进行母乳喂养
	在婴儿最长的睡眠时间之前服用药物
其他特性	相对婴儿剂量(RID)<10%
	对婴儿研究较充分的药物

（一）止痛药

对于母乳喂养的妇女,轻度至中度疼痛的首选镇痛药是非甾体抗炎药(non steroidal anti-inflammatory drug, NSAID)或对乙酰氨基酚。首选的 NSAID 是布洛芬,因为它的半衰期短且不易转移到母乳中。短期使用萘普生(<1 周)是可以接受的,但应避免长期使用,因为它的半衰期长,并且有使用后婴儿呕吐和胃肠道出血的案例。

由于阿片类药物可能产生严重的副作用,应尽可能避免使用该类药物,但对于严重急性疼痛,可以谨慎选择适当的阿片类药物进行治疗。阿片类药物应满足以下条件:半衰期短,治疗剂量选择最低有效剂量,治疗持续时间最短,并持续监测妇女和婴儿的镇静、嗜睡和呼吸抑制等副作用。任何类型的阿片类药物连续给药时间都不应超过 2~3 天,强烈反对长时间使用,因为可能在婴儿体内蓄积。应建议阿片类药物与对乙酰氨基酚或 NSAID 联合治疗,以减少用量,应教导所有服用阿片类药物的妇女识别婴儿呼吸抑制、嗜睡和母乳喂养困难的迹象,一旦发现,应立即向医护人员报告这些不良反应。

其中,吗啡是母乳喂养期间一种较为安全的阿片类药物,因为它的口服生物利用度差,而且进入母乳的量有限。有大量数据记录了母乳喂养期间使用吗啡的情况,迄今为止,婴儿镇静病例很少,也没有与其使用相关的婴儿死亡病例。尽管吗啡的 RID 较低,但它具有活性代谢物,对婴儿的影响未知,与所有阿片类药物一样,需要持续监测其呼吸抑制及过度镇静作用。氢吗啡酮也被认为可在哺乳期间使用,因为它的RID 低且缺乏活性代谢物;然而,氢吗啡酮是一种更强效的阿片类药物,关于母乳喂养期间使用它的数据较少。

以下药物因具有潜在风险,故不推荐使用:羟考酮、氢可酮以及可待因。这些药物均会经由 CYP2D6 酶的作用,转化为生物活性更强的代谢物,且转化效率因人而异。具体来说,CYP2D6 的活性在个体间存在显著差异,这导致活性代谢物在血中的浓度波动范围较大。

以可待因为例,若个体携带 CYP2D6 基因复制或扩增,会加速可待因向吗啡的转化,进而在妇女和婴儿中产生更强的镇痛和镇静效果。携带此类基因变异的个体被称为超快代谢者。曾有一份病例报告显示,一名超快代谢的妇女持续使用可待因近两周,可能是其婴儿死亡的原因。若将母体使用可待因的时间控制在 2~3 天内,或可避免婴儿体内可待因的蓄积,从而预防类似不幸事件的发生。鉴于可待因对婴儿的镇静率较高且其新陈代谢难以预测,因此不推荐使用。

同样,也不建议使用氢可酮,因为它在新生儿体内的清除率较低。羟考酮则因其在母乳中浓度较高并可能增加婴儿镇静的频率,因此也应避免使用。此外,哌替啶因其代谢产物的毒性,同样被视为相对禁忌药物。

（二）麻醉剂

局麻药,如利多卡因和布比卡因,可以安全地用于局部（如硬膜外）给药,因为这些药物进入母乳的量低且婴儿口服吸收不良。使用异氟醚和七氟醚等药物进行吸入麻醉后,母乳喂养是安全的,因为这些药物在母体半衰期短且预计不会被新生儿吸收。此外,全身麻醉剂和肌肉松弛药,包括丙泊酚、硫喷妥钠、琥珀胆碱和罗库溴铵,可用于哺乳期妇女,因为这些药物进入乳汁的量小且口服吸收差。

（三）镇静剂

劳拉西泮、替马西泮和奥沙西泮被认为可以在哺乳期间使用。关于咪达唑仑,建议在给药后的前 4 小时内停止母乳喂养。地西泮对婴儿具有镇静作用,因此,建议使用半衰期较短的替代镇静剂。

（四）抗感染药

大多数抗生素药物可以在母乳喂养期间安全使用,例如青霉素类、头孢菌素类、氨基糖苷类和大环内酯类。青霉素和头孢菌素由于很难转移到母乳中,已被证实可以在母乳喂养期间安全使用。大环内酯类也被认为通常可以安全使用。

然而,根据未经证实的流行病学数据,在母乳喂养的妇女中使用大环内酯类可能增加婴儿患肥厚性幽门狭窄（hypertrophic pyloric stenosis）的风险。因此,如果能选择替代药物,青霉素类或头孢菌素类是更好的选择。

磺胺类药物通常适用于母乳喂养的妇女,但有两个重要的情况例外。一是当母乳喂养的婴儿患有葡萄糖 -6- 磷酸脱氢酶（G6PD）缺乏症时,这些药物应谨慎使用或避免使用;二是当婴儿存在高胆红素血症的风险时,如早产儿或出生体重极低的婴儿,同样应慎重考虑使用该类药物。

孕妇使用抗生素药物后,婴儿出现的不良反应并不常见,而且通常症状相对较轻微,例如皮疹或腹泻。其中,由抗生素药物引起的腹泻归因于婴儿肠道菌群的改变,特别是在大环内酯类药物的情况下,还会额外增强肠道蠕动,进一步加剧腹泻情况。此外,根据病例报告和小型非随机研究资料显示,母亲使用抗生素药物后,婴儿可能出现皮疹等超敏反应,但尚未发现因果关系。这类皮疹与腹泻一样,停药后会自然消退。

哺乳期应避免使用四环素和氟喹诺酮类药物,但必要时可将其作为最后一线药物。四环素类药物（例如四环素、土霉素、多西环素或米诺环素）可导致永久性牙釉质染色和婴儿骨骼生长受损,通常建议在哺乳期间的母亲避免使用;然而,在母亲使用四环素的婴儿中并未观察到这种影响。这可能是因为四环素很难转移到母乳中,且能被乳汁中的钙离子螯合,从而限制了其在婴儿中的生物利用度。因此,在没有其他选择的情况下,四环素类短期使用（少于3周）似乎是可以接受的,但因前文所述,应避免长期或重复接触。

氟喹诺酮类药物（如环丙沙星）与关节病风险相关。然而,母乳喂养期间直接服用该药物的母亲,其婴儿发生关节病的报告有限,没有记录到严重的不良反应。婴儿在母亲抗生素药物疗程中通过母乳接收到氟喹诺酮类的药物含量极少,并且缺乏关于通过母乳接触氟喹诺酮类药物对婴儿的不利影响的既定数据,因此决定是否使用氟喹诺酮类药物应该取决于治疗妇女疾病的必要性而不是母乳喂养状况。主治医生可以在不中断母乳喂养的情况下给予氟喹诺酮类药物。

由于局部用药的全身吸收最少,皮肤和阴道细菌和酵母菌感染的首选治疗方法是局部用药。莫匹罗星可用于治疗脓疱病、乳头破裂和其他疑似细菌性皮肤感染。外用制霉菌素、咪康唑和克霉唑都是治疗念珠菌性皮肤感染的合适药物。阴道酵母菌感染的理想治疗方法是局部治疗,但也可以使用口服氟康唑。外用甲硝唑或克林霉素是治疗细菌性阴道病的首选。

通常不鼓励使用甲硝唑,尤其是口服甲硝唑,因为担心其在体外和动物研究中的诱变和致癌作用。甲硝唑很容易转移到母乳中,使 RID 变化,有时甚至很高。迄今为止,尚未确定甲硝唑的使用与人类癌症之间存在关联,尽管缺乏长期数据,但没有记录表明从母乳中接触甲硝唑对婴儿有严重的不良影响。尽管美国儿科学会(American Academy of Pediatrics,AAP)可能在某些情况下建议停止母乳喂养,但根据美国疾病控制与预防中心(Centers for Disease Control and Prevention,CDC)当前的建议,对于需要口服甲硝唑治疗细菌性阴道病或毛滴虫病的妇女,采用每天两次、每次 500mg、持续 7 天的剂量是被认为安全的。同时,在单次大剂量服用甲硝唑(2g 或更大)后,建议在 12~24 小时内避免哺乳。根据现有的安全数据,一些研究人员得出结论,短期使用任何剂量的甲硝唑都不需要中断母乳喂养。应与接受治疗的妇女讨论方案选择以及甲硝唑的相关风险,并根据其喜好进行选择。

(五)治疗普通感冒、流行性感冒和过敏症状的药物

治疗有普通感冒、流行性感冒或过敏症状的妇女时,在考虑药物治疗之前,应彻底探索非药物治疗方法。推荐的镇痛药在本文的前面部分进行了描述。右美沙芬是治疗顽固性急性咳嗽的首选镇咳药。不推荐可待因,应避免使用苯佐那酯,因为已知它对儿童有毒,可能导致癫痫发作、心搏骤停和死亡。

　　治疗过敏症状时,首选局部制剂,但也可使用口服抗组胺药和拟交感神经药。氟替卡松、羟甲唑啉和色甘酸等鼻内减充血剂以及酮替芬等眼科抗组胺药都适用于母乳喂养。偶尔小剂量的抗组胺药,如氯雷他定、西替利嗪和苯海拉明使用起来相当安全,因为这些药物对婴儿没有或只有极少的副作用,例如镇静或易激惹。口服拟交感神经药去氧肾上腺素是相容的,因为它很少转移到母乳中,但具有降低乳汁供应的潜在风险,尽管尚未得到证实。应避免使用伪麻黄碱,因为它已被证明仅服用一次后就会减少母乳供应。根据其作用机制,所有抗组胺药都有可能降低妇女的催乳素水平;然而,很少有数据表明这对产奶量有显著影响。作为预防措施,对于正在建立乳汁供应或乳汁供应不足的妇女,最好避免使用抗组胺药,尤其是与拟交感神经药合用时。

(六)胃肠药

　　在初级保健机构中,常见的胃肠道药物包括泻药、止泻药、止吐药和抗酸药。容积性泻药(bulk-forming laxatives)是治疗便秘的首选药物,因为这些药物并不会被全身吸收,尽管在母乳喂养期间的用药数据有限。其他可接受的泻药列于表3-6。

　　洛哌丁胺因其仅有极少量会转移到母乳中,且对婴儿影响甚微,故而被选为止泻首选药。次水杨酸铋虽可使用,但会导致妇女大量吸收水杨酸盐,这在理论上存在引发罹患瑞氏综合征(Reye syndrome)的风险,因此,不建议将其常规用于母乳喂养的妇女。在止吐药物中,甲氧氯普胺是首选的,因为有大量数据支持其安全性。但如果服用高剂量或服用时间过长,甲氧氯普胺会引起锥体外系反应,所以这种药物的使用应根据需要仅限于短期疗程。关于昂丹司琼,尽管在母乳喂养期间使用的数据很少,但它在剖宫产后常规使用,对母乳喂养的开始或婴儿没有不良影响,因此通常被认为是可以接受的。然而,美国药物及哺乳数据库(LactMed)建议在喂养新生儿或早产儿时使用替代药物。

　　治疗胃酸反流的药物包括抗酸药、H_2受体拮抗药和质子泵抑制剂。由于只有少量来自这些药物的离子被吸收,钙、铝或镁抗酸剂在治疗剂量下是安全的。如果抗酸药不足以控制症状,法莫替丁或泮托拉唑是合适的替代品,因为这些药物在婴儿中已确定安全并且转移到母乳中的可能性极小。

　　表3-7列出了可能在门诊中遇到的药物,这些药物通常不建议使用,因为这些药物可能对婴儿或妇女的乳汁分泌产生不良影响。请注意,这些药物并非母乳喂养的禁忌药物;在使用时应谨慎,或者尽量避免使用,推荐选择更加安全的药物作为替代。

　　鉴于可用于治疗特定疾病的药物过多,为了避免医护人员不清楚药物的最佳药代动力学以及其在母乳喂养期间婴儿的安全性,表3-6详细列出了产褥期有母乳喂养需求的妇女在门诊环境中推荐药物和给药方案,以供参考。

表 3-6　门诊常见疾病的推荐药物和给药方案

药品类别	药品名称	常用给药方案	哺乳风险分级	对婴儿可能产生的不利影响
镇痛药	对乙酰氨基酚	根据需要每 4~6 小时给予最高不超 650mg，口服日剂量不超 2g，24 小时内给药不超 4 次	L1	无
	布洛芬	根据需要每 4~6 小时给予 200~400mg	L1	呕吐、腹泻
	吗啡	根据需要每 4 小时给予 10~30mg	L3	镇静、呼吸减慢和呼吸暂停、便秘、体重增加缓慢
口服抗感染药	氨苄西林	250~500mg，每天 4 次	L1	呕吐、腹泻、皮疹
	阿莫西林	500mg，每天 3 次或 875mg，每天 2 次	L1	呕吐、腹泻、皮疹
	阿莫西林克拉维酸	875mg，每天 2 次	L1	呕吐、腹泻、皮疹
	头孢氨苄	每 6 小时给予 250~500mg	L1	呕吐、腹泻、皮疹
	头孢曲松钠	根据适应证，每 12~24 小时肌内注射或静脉滴注 1~2g	L1	呕吐、腹泻、皮疹
	阿奇霉素	250~500mg，每天 1 次	L2	呕吐、腹泻、皮疹
	克拉霉素	250~500mg，每天 2 次	L2	呕吐、腹泻、皮疹
	甲硝唑	250~500mg，每天 2 次	L2	口干、呕吐、腹泻、皮疹

续表

药品类别	药品名称	常用给药方案	哺乳风险分级	对婴儿可能产生的不利影响
口服抗感染药	呋喃妥因	100mg，每天 2 次	L2	呕吐、腹泻、皮疹；不要用于患有 G6PD 缺乏症的婴儿或年龄 <1 个月的婴儿；如果婴儿有黄疸，检查全血细胞计数和胆红素水平是否有溶血性贫血
	甲氧苄啶/磺胺甲噁唑	400~800mg 或 80~160mg，每天 1~2 次	L3	黄疸；不要用于患有 G6PD 缺乏症的婴儿或年龄 <1 个月的婴儿；如果婴儿有黄疸，检查全血细胞计数和胆红素水平是否有溶血性贫血
	氟康唑	每天给予 50~200mg	L2	呕吐、腹泻
外用抗感染药	莫匹罗星	少量涂抹于患处	L1	皮疹
	制霉菌素	少量涂抹于患处	L1	呕吐、腹泻
	咪康唑	乳膏和阴道栓剂的剂量因适应证而异	L2	无

续表

药品类别	药品名称	常用给药方案	哺乳风险分级	对婴儿可能产生的不利影响
外用抗感染药	克霉唑	乳膏和阴道栓剂的剂量因适应证而异	L2	呕吐、腹泻
	甲硝唑	用于治疗细菌性阴道病：甲硝唑凝胶0.75%，每天一剂（5g）阴道内给药，持续5天	L2	口干、呕吐、腹泻、皮疹
	克林霉素	用于治疗细菌性阴道病：克林霉素乳膏2%，睡前阴道内涂抹一剂（5g），持续7天	L2	呕吐、腹泻、皮疹
抗组胺药	富马酮替芬滴眼液	每只眼睛1滴，每天2次	L3	口干、镇静、失眠。虽然属于较高风险类别，但这种眼用抗组胺药可能具有极小的全身吸收，因此是首选
	氯雷他定	每天给予10mg	L1	镇静、口干
	非索非那定	60mg，每天2次	L2	嗜睡、疲劳
	西替利嗪	每天给予5~10mg	L2	镇静、口干
	苯海拉明	每4~6小时给予25~50mg	L2	镇静、口干、便秘

续表

药品类别	药品名称	常用给药方案	哺乳风险分级	对婴儿可能产生的不利影响
减充血药	氟替卡松喷鼻剂	每天吸入 50~110μg	L3	喂养、生长和体重增加。作为局部应用的首选减充血剂,具有最小的全身吸收
	去氧肾上腺素	根据需要每 4 小时给予 10mg	L3	兴奋、震颤、睡眠差
镇咳药	右美沙芬	每 4 小时给予 10~20mg	L3	镇静
泻药	车前草	5~10g,每天 3 次	L2	无。首选药物,因为没有全身吸收
	氢氧化镁	根据需要给予 5~30ml	L1	无
	多库酯钠	每天给予 50~200mg	L2	腹泻
	番泻叶	15mg,每天 1 次	L3	腹泻
止泻药	洛哌丁胺	腹泻开始时 4mg,然后每次稀便后 2mg(最大剂量每天 16mg)	L2	嗜睡、口干、呕吐、便秘
止吐药	甲氧氯普胺	根据需要每天 3 次,每次给予 10~15mg	L2	镇静、腹泻、锥体外系症状
	昂丹司琼	根据需要每天 2 次,每次给予 8mg	L2	镇静、腹泻或便秘、尿潴留、易怒。早产儿或新生儿的首选替代药物
	茶苯海明	根据需要每 4~6 小时给予 50~100mg	L2	镇静、口干

续表

药品类别	药品名称	常用给药方案	哺乳风险分级	对婴儿可能产生的不利影响
抗酸药	碳酸钙	2~5 片，每片 500mg，每 24 小时给药不超过 15 片	L3	无。虽然属于高风险类别，但偶尔给药是一线治疗方法
	法莫替丁	20~40mg，每天 2 次	L1	无
	泮托拉唑	每天给予 40~80mg	L1	无

表 3-7　常见产褥期母乳喂养妇女应避免使用的药物

药物	对母乳喂养婴儿的潜在不利影响
阿司匹林（剂量 >162mg/d 或婴儿出现病毒性疾病症状的任何剂量）	代谢性酸中毒、血小板减少症、出血、瑞氏综合征
四环素（使用超过 3 周）	骨生长抑制，牙齿染色
阿片类药物（如果超过单次剂量持续时间超过 2 天）	镇静、呼吸暂停
可待因	镇静、呼吸暂停、心动过缓、发绀、死亡
苯佐那酯	癫痫发作、心搏骤停、死亡
伪麻黄碱	由于使乳汁分泌减少而避免使用
双环维林	严重呼吸暂停
肌肉松弛药（如替扎尼定或环苯扎林）	镇静、无力
伐尼克兰	癫痫发作、呕吐，可能影响肺部发育
碘剂	甲状腺功能减退

（施胜英）

第四章 高危妊娠孕产妇常见疾病的护理及门诊管理

第一节 妊娠期高血压疾病孕产妇的护理及门诊管理

妊娠期高血压疾病是指在诊室所测收缩压≥140mmHg和/或舒张压≥90mmHg,并根据血压分为轻度(140~159/90~109mmHg)和重度高血压(≥160/110mmHg)。高血压是妊娠期间最常见的内科并发症,占所有妊娠的10%~15%。

一、分类

妊娠期高血压包括:妊娠期高血压、子痫前期 - 子痫、妊娠合并高血压、高血压并发子痫前期,见表4-1。

表4-1 妊娠期高血压疾病分类及定义

疾病类型	定义
妊娠期高血压	妊娠20周后首次出现高血压,收缩压≥140mmHg和/或舒张压≥90mmHg;尿蛋白检测阴性。收缩压≥160mmHg和/或舒张压≥110mmHg为重度妊娠期高血压。健康未生育妇女妊娠期高血压的发病率为6%~17%,多胎孕妇为2%~4%

疾病类型		定义
子痫前期 - 子痫	子痫前期	妊娠 20 周后孕妇出现收缩压≥140mmHg 和 / 或舒张压≥90mmHg,伴有下列任意 1 项:二十四小时尿蛋白定量≥0.3g,或尿蛋白 / 肌酐比值≥0.3,或随机尿蛋白≥(+)(无条件进行蛋白定量时的检查方法);无蛋白尿但伴有以下任何 1 种器官或系统受累:心、肺、肝、肾等重要器官,或血液系统、消化系统、神经系统的异常改变,使胎盘和胎儿受到累及等。子痫前期的发病率为 3%~5%,其中有 4% 是发生在妊娠中期、晚期,也可发生在产后
	重度子痫前期	子痫前期伴有以下任何标准 1. 血压持续升高不可控制:收缩压≥160mmHg 和 / 或舒张压≥110mmHg 2. 持续性头痛、视觉障碍或其他中枢神经系统异常表现 3. 持续性上腹部疼痛及肝包膜下血肿或肝破裂表现 4. 转氨酶水平异常:谷丙转氨酶(亦称丙氨酸转氨酶,ALT)或谷草转氨酶(亦称天冬氨酸转氨酶,AST)水平升高 5. 肾功能受损:24 小时尿蛋白定量 >2.0g;少尿(24 小时尿量 <400ml,或每小时尿量 <17ml),或血肌酐水平 >106μmol/L 6. 低蛋白血症伴腹水、胸腔积液或心包积液 7. 血液系统异常:血小板计数呈持续性下降并低于 $100 \times 10^9 L^{-1}$;微血管内溶血,表现有贫血、血乳酸脱氢酶(LDH)水平升高或黄疸

疾病类型		定义
子痫前期 - 子痫	重度子痫前期	8. 心功能不全 9. 肺水肿 10. 胎儿生长受限或羊水过少、胎死宫内、胎盘早剥等
	子痫	子痫前期基础上发生不能用其他原因解释的强直性抽搐,可以发生在产前、产时或产后,也可以发生在无子痫前期临床表现时
妊娠合并慢性高血压		孕妇存在各种原因的继发性或原发性高血压,如:孕妇既往存在高血压或在妊娠 20 周前发现收缩压≥140mmHg 和 / 或舒张压≥90mmHg,妊娠期无明显加重或表现为急性严重高血压;或妊娠 20 周后首次发现高血压但持续到产后 12 周以后
慢性高血压并发子痫前期		孕妇妊娠 20 周前无蛋白尿,妊娠 20 周后出现 24 小时尿蛋白定量≥0.3g 或随机尿蛋白≥(+),清洁中段尿并排除尿少、尿比重增高时的混淆;或妊娠 20 周前有蛋白尿,妊娠 20 周后尿蛋白量明显增加;或出现血压进一步升高等上述重度子痫前期的任何 1 项表现

二、高危因素

妊娠期高血压疾病的高危因素有初产妇、既往子痫前期病史、高血压病或肾脏疾病、易栓症、多胎妊娠、试管婴儿、家族子痫前期病史、糖尿病、肥胖、系统性红斑狼疮和年龄大于 40 岁等。

三、并发症

妊娠期高血压疾病常见并发症及其发病率见表 4-2。

表 4-2　妊娠期高血压疾病并发症及其发病率

类别		并发症
妊娠期高血压		一般情况下,症状和普通孕妇相似,但重度妊娠期高血压孕妇会发生胎盘早剥、早产和小于孕龄儿
子痫前期、子痫		大部分轻度子痫前期到末期患者不会有严重风险
	重度子痫前期	母体:HELLP 综合征(20%)、弥散性血管内凝血(10%)、肺水肿(2%~5%)、胎盘早剥(2%~4%)、肾衰竭(1%~2%)、抽搐发作(<1%)、脑出血(<1%)、肝脏出血(<1%)及死亡(罕见)
		胎儿:早产(15%~60%)、生长受限(10%~25%)、围产期死亡(1%~2%)、低氧性神经系统受损(<1%)及远期心血管疾病
妊娠合并慢性高血压	母体	恶性高血压、并发子痫前期(20%)、子痫、HELLP 综合征,不常见并发症有肺水肿、高血压脑病、视网膜病变、脑出血和急性肾衰竭
	胎儿	胎儿生长受限(8%~15%)、羊水过少、胎盘早剥(0.7%~1.5%)、早产(12%~34%)和围产期死亡(增加了 2~4 倍)

四、门诊管理

护理门诊须进行专案管理,即一位患者一份专案,包含下列 8 点内容。

1. 孕产妇基本信息:姓名、年龄、身高、体重、末次月经、预产期、孕产史、妊娠周数、现病史、既往史、过敏史及用药情况等。

2. 体格检查结果:孕产妇基础血压(妊娠 6~8 周详细了解并记录基线血压)、门诊血压、水肿情况,胎儿胎心、胎动及生长发育情况等。

3. 实验室检查结果:血常规、尿常规、24 小时尿蛋白及肝功能检查等。

4. 其他检查结果:眼科、超声心动图检查等。

5. 家庭血压管理:为确保家庭血压监测(home blood pressure monitoring, HBPM)的质量,血压监测期间应记录起床时间、上床睡觉时间、三餐时间及服药时间。指导孕产妇按时测量并记录血压,保持血压平稳。

(1)选择合适血压计:建议家庭血压监测的血压计也应采用通过妊娠期和子痫前期特殊认证的品牌和型号(可参考 https://www.dableducational.org/ 和 https://bihsoc.org/bp-monitors/ 提供的血压认证信息)。上臂式自动电子血压计袖带一般为标准尺寸(臂围 27~34cm)。如果选用小号(臂围 22~26cm)、大号(臂围 35~44cm)、加大号(臂围 45~52cm)袖带,需将该型号记录于专案手册。

(2)了解血压动态变化特点:一天当中的血压变化不是直线,而是呈动态的曲线变化。治疗早期或者血压尚未达标时,应每天至少测量 3 次(早、中、晚各一次,或根据需要加测服药后 1 小时血压),连续测量 5~7 天;血压控制良好时,每天至少测量两次（早、晚各一次）。

（3）测量前准备：测量前30分钟避免吸烟、喝咖啡或茶，排空膀胱，在有靠背的座椅上安静休息至少5分钟后再测量。测量血压时应脱掉所有覆盖袖口位置的衣物，身体放松，双脚着地，两腿不能交叉。测量手臂的位置与心脏处于同一水平，袖带离肘窝之间距离1~2cm（大约两横指），保持松紧适宜，以可插入一到两个手指为宜。

（4）掌握"三定"测量方法：①定体位：取坐位或仰卧位；②定部位：固定上臂测量，首次测量时应同时测量双侧上臂，如果双侧差值≥10mmHg，则使用读数较高的手臂进行后续的血压测量，如果差值<10mmHg，一般使用右臂；③定时间：每天早上的血压测量应在起床后1小时内进行，服用降压药物之前、早餐前、剧烈活动前，中午则在午餐前、服药前，晚上应在晚餐后、上床睡觉前测量血压。测量2次，间隔1分钟，记录平均值。血压控制不佳时，每次服药1小时后也需要测量血压。

（5）目标血压：①当孕妇未并发器官功能损伤，酌情将收缩压控制在130~155mmHg，舒张压控制在80~105mmHg；②孕妇并发器官功能损伤，则收缩压控制在130~139mmHg，舒张压控制在80~89mmHg；③血压不可低于130/80mmHg，以保证子宫胎盘血流灌注。

（6）降压注意事项：①降压注意个体化情况，降压过程力求平稳，控制血压不可波动过大，力求维持较稳定的目标血压；②出现严重高血压时，血压需要紧急降到目标血压范围，注意降压幅度不能太大，以平均动脉压（平均动脉压＝舒张压+1/3脉压差）的10%~25%为宜，24~48小时达到稳定。

6. 体重管理：每周监测体重，应于早起排尿后，吃早餐前测量。体重过度增加，每周体重增长大于0.55kg时，可每天监测体重,警惕病理性水肿。

7. 用药指导:根据医生指导,按时按量服药。

8. 健康教育:提高孕妇自身的依从性,不要忽视对子痫前期发病的警觉性,并加强对其的严密监测与干预,同时强化筛查和自我管理。

（1）饮食营养是贯穿妊娠期的关键因素,应保证蛋白质摄入和充足的热量。

（2）鼓励健康的饮食和生活习惯,如规律的体育锻炼、控制食盐摄入（<6g/d）、戒烟等。

（3）应注意休息,以侧卧为宜,保证充足睡眠。

（4）虽然分娩可以消除子痫前期的病因,但其临床表现,特别是高血压,可能需数周时间才能缓解。因此,产后仍需要定期监测并开展产后随访工作,以防范产妇血压持续升高而引发一系列并发症。

五、产后管理

产后随访监测内容包括:血压、体重、尿液分析、随机尿蛋白、血常规、血脂组合、生化组合、妇科超声检查,以及产前脏器损伤的异常指标复查。

六、复发／孕前咨询

若妇女具备以下条件中的任一项,则其特定疾病的复发概率或孕前健康风险会显著提升。

1. 第一次妊娠存在子痫前期。

2. 具有潜在的内科风险因素。

3. 既往早发子痫前期或 HELLP 综合征。

子痫前期增加了高血压（2~5 倍）、心血管疾病（2 倍）和脑血管疾病（2~3 倍）的发病率。早发型子痫前期的胎儿生长受限风险更高。

七、预防指导

1. 体重超重者（妊娠前 BMI≥28kg/m^2）建议孕前减肥，不推荐妊娠期减肥。鼓励超重孕妇控制体重，即 BMI 控制到 18.5~25.0kg/m^2，腹围 <80cm。

2. 推荐减少体力活动，但不限制活动。

3. 没有明显证据建议限盐，但鉴于国内普遍超标的情况下，建议限制盐的摄入（<6g/d），原发性高血压者建议每天摄入盐 <2.4g。

4. 戒烟酒。

5. 适当补充钙和维生素 D。对于低钙摄入人群（<600mg/d），推荐口服钙补充量至少为 1g/d 以预防子痫前期。

6. 用药指导：小剂量使用阿司匹林，口服降压药治疗。

（万　静）

第二节　前置胎盘疾病孕产妇的护理及门诊管理

前置胎盘是指妊娠 28 周以后，胎盘位置低于胎先露部，附着在子宫下段，胎盘下缘达到或覆盖宫颈内口。前置胎盘在国外报道的发病率为 0.3%~0.5%，在国内报道的发病率为 0.24%~1.57%。

一、分类

根据胎盘下缘与宫颈内口的关系，将前置胎盘分为四类，见表 4-3。

表 4-3 前置胎盘的分类及描述

分类	描述
低置胎盘	胎盘附着于子宫下段,边缘距宫颈内口 <2cm
边缘性前置胎盘	胎盘附着于子宫下段,下缘达到宫颈内口,但未超越宫颈内口
部分性前置胎盘	胎盘组织覆盖部分宫颈内口
完全性前置胎盘	或称中央性前置胎盘,胎盘组织完全覆盖宫颈内口

二、高危因素

前置胎盘的高危因素包括流产、多胎、多产、进行宫腔操作、产褥感染、既往前置胎盘、既往剖宫产术等病史,高龄、吸烟、摄入可卡因、使用辅助生殖技术等。

三、临床表现

妊娠晚期或临产后无诱因、无痛性阴道出血是典型的临床表现。妊娠期反复出血可呈贫血貌,急性大量出血可致失血性休克。

四、前置胎盘对妊娠的影响

1. 对母体的影响 前置胎盘对母体的影响包括:发生产后出血、植入性胎盘、产褥感染。

2. 对胎儿的影响 出血量多可致胎儿窘迫,甚至死亡。围产儿治疗性早产率增加,低出生体重发生率和新生儿死亡率高。

五、门诊管理

（一）专案管理

护理门诊应对相关患者进行专案管理,即一位患者一份专案,包含内容如下。

1. 孕产妇基本信息:姓名、年龄、身高、体重、末次月经、预产期、孕产史、妊娠周数、现病史、既往史、过敏史及用药情况等。

2. 体格检查结果:血压情况、阴道出血情况、宫缩情况,胎儿胎心、胎动及生长发育情况等。

3. 实验室检查结果:血常规、凝血功能检查、尿常规、输血前交叉配血等。

4. 其他检查结果:超声检查、磁共振检查。

（二）健康教育

1. 疾病知识宣教:宣教疾病知识及其对母儿的危害,指导孕妇进行自我监测。若发生阴道出血增多、腹痛等情况,应及时就诊。

2. 保障休息:阴道出血期间减少活动量,注意休息。

3. 预防感染:保持会阴部清洁,及时更换护理垫,加强个人卫生。

4. 预防或纠正贫血:根据医生指导补充铁剂,维持血红蛋白水平≥110g/L、血细胞比容≥30%;进食含铁丰富的食物。

5. 预防便秘:保障每天饮水量,进食富含维生素、纤维素的水果和蔬菜,保持大便通畅。

6. 预防血栓:适当活动,卧床期间进行踝泵运动。

（三）转诊及转运

一旦确认前置胎盘,应在有条件的医院进行产前检查、治疗及分娩。当地医院若无条件处理出血情况,在充分评估母儿安全,确保其在输液、输血的条件下迅速转院。

六、产后管理

产后监测患者生命体征情况,观察阴道出血情况,检查血常规、凝血常规、尿常规、电解质等。

七、预防指导

采取积极有效的避孕措施,避免多产、频繁刮宫、引产以及剖宫产,预防感染,养成健康的生活方式,按时进行产前检查,妊娠期发生异常阴道出血应及时就诊。

（万　静）

第三节　妊娠合并糖尿病孕产妇的护理及门诊管理

妊娠合并糖尿病有两种情况一种为孕前糖尿病（pregestational diabetes mellitus, PGDM）的基础上合并妊娠,又称糖尿病合并妊娠;另一种为妊娠前糖代谢正常,妊娠期才出现的糖尿病,称为妊娠糖尿病（gestational diabetes mellitus, GDM）。妊娠合并糖尿病孕产妇中 90% 以上为 GDM, PGDM者不足 10%。GDM 患者的糖代谢异常大多于产后能恢复正常,但将来患 2 型糖尿病（type 2 diabetes mellitus, T2DM）的风险增加。妊娠合并糖尿病对母儿均有较大危害,需引起重视。

一、诊断

（一）PGDM 的诊断

符合以下 2 项中任意一项者可确诊为 PGDM。

1. 妊娠前已确诊为糖尿病的患者。

2. 妊娠前未进行过血糖检查的孕妇，尤其存在糖尿病高危因素者，如肥胖（尤其重度肥胖）、一级亲属中有患 2 型糖尿病，以及患有 GDM 的病史或多囊卵巢综合征患者及妊娠早期空腹尿糖反复阳性的患者，在首次产前检查时应明确是否存在妊娠前糖尿病。达到以下任何一项标准应诊断为 PGDM。

（1）空腹血糖（fasting blood glucose）≥7.0mmol/L。

（2）75g 口服葡萄糖耐量试验（oral glucose tolerance test，OGTT）：服糖后 2 小时血糖≥11.1mmol/L。妊娠早期不常规推荐进行该项检查。

（3）伴有典型的高血糖或高血糖危象症状同时任意血糖≥11.1mmol/L。

（4）糖化血红蛋白（glycosylated hemoglobin，GHb）≥6.5%，但不推荐妊娠期常规用糖化血红蛋白进行糖尿病筛查。

（二）GDM 的诊断

1. 医疗机构对所有未被诊断为 PGDM 或 GDM 的孕妇在 24~28 周及 28 周后首次就诊时行 75g 口服葡萄糖耐量试验。

75g 口服葡萄糖耐量试验的诊断标准：空腹及服用葡萄糖后 1 小时、2 小时的血糖值分别低于 5.1、10.0、8.5mmol/L。任何一点血糖值达到或超过上述标准即诊断为 GDM。

2. 孕妇具有 GDM 高危因素或者医疗资源缺乏地区建议妊娠 24~28 周首先查空腹血糖，空腹血糖≥5.1mmol/L，可以直接诊断为 GDM，不必行 75g 口服葡萄糖耐量试验。

二、高危因素

1. 孕妇因素：年龄≥35 岁，妊娠前超重或肥胖、糖耐量异常史、多囊卵巢综合征。

2. 家族史：糖尿病家族史。

3. 妊娠分娩史：不明原因的死胎史、死产史、流产史、巨大胎儿分娩史、胎儿畸形和羊水过多史、GDM 史。

4. 本次妊娠因素：妊娠期发现胎儿大于妊娠周数、羊水过多；反复外阴阴道假丝酵母菌病者。

三、糖尿病对妊娠的影响

妊娠合并糖尿病对母婴影响与否及其影响程度取决于糖尿病病情及血糖控制水平。病情较重或血糖控制不良者，对母婴的影响极大，且增加短期和长期并发症的风险。

（一）对孕妇的影响

1. 羊水过多、胎膜早破、早产发生率增高。

2. 并发妊娠期高血压疾病：发生妊娠期高血压疾病的可能性较非糖尿病孕妇高 2~4 倍，当糖尿病伴有微血管病变，尤其合并肾脏病变时，妊娠期高血压及子痫前期发病率可高达 50%。

3. 并发酮症酸中毒：糖尿病患者存在并发酮症酸中毒的风险，这种状况会进一步加剧患者的代谢紊乱，甚至可能诱发酮症酸中毒的急性并发症。

4. 血糖控制不佳的孕妇面临更多的产时和更高的产后感染风险。

5. 糖尿病孕妇羊水过多发生率较非糖尿病孕妇高 10 倍的原因，可能与胎儿高血糖及高渗性利尿导致胎尿排出增多有关。

6. 因巨大胎儿发生率明显增高,难产、产道损伤手术产概率增高,产程延长易发生产后出血。

7. 曾有 GDM 病史妇女再次妊娠时,复发率约为 33%~69%。此外,这类孕妇的远期糖尿病发病率也会增加,其中有 17%~63% 的可能性发展为 2 型糖尿病。同时,远期心血管疾病的发病率也高。

(二)对胎儿或新生儿的影响

1. 巨大胎儿:胎儿长期处于母体高血糖环境中,造成胎儿胰岛素分泌过多,合成功能旺盛,过度发育。

2. 胎儿生长受限:发病率约为 21%。妊娠早期高血糖有抑制胚胎发育的作用,导致胚胎发育落后。此外,糖尿病合并微血管病变者可能影响到胎盘的血管状况,进而影响胎儿的正常发育。

3. 胎儿疾病问题:胎儿畸形、胎死宫内发生率高。

4. 新生儿并发症:易患呼吸窘迫综合征、低血糖、低血钙、高胆红素血症。

四、门诊管理及治疗

(一)早期诊断

在妊娠期进行病史采集和评估、身体检查、实验室检查(血常规、尿常规、血糖检测等)、影像学检查(B 型超声)等。

(二)产科日间门诊管理

1. **体重管理**　妊娠中期及妊娠晚期,孕妇体重每周以线性速度增长 350~400g 为宜,妊娠期体重增加范围以 8.0~12.5kg 为宜。体重增长的目标范围参照妊娠前的 *BMI* 来控制,见表 4-4。体重增长目标值及相对应推荐摄入的能量,见表 4-5。

表 4-4　妊娠前妇女 *BMI* 相对应的体重管理

妊娠前 *BMI*/（kg/m²）	总增加体重		妊娠中期、晚期增加体重	
	区间 /kg	区间 /lbs	平均值 /（kg/ 周）	平均值 /（lbs/ 周）
<18.5（低体重）	12.5~18	28~40	0.51（0.44~0.58）	1（1~1.3）
18.5~<25（正常体重）	11.5~16	25~35	0.42（0.35~0.50）	1（0.8~1）
25~<30（超重）	7~11.5	15~25	0.28（0.23~0.33）	0.6（0.5~0.7）
≥30（肥胖）	5~9	11~20	0.22（0.17~0.27）	0.5（0.4~0.6）

注: 对于妊娠早期平均增重 0.5~2kg（1.1~4.4lbs）。

表 4-5　孕妇每天能量摄入推荐

BMI/（kg/m²）	能量系数（理想体重）/（kcal/kg）	平均能量 /（kcal/d）	妊娠期体重增长推荐 /kg	妊娠中期、晚期推荐每周体重增长 /（kg/ 周）
<18.5（低体重）	33~38	2 000~2 300	12.5~18	0.51（0.14~0.58）
18.5~25（正常体重）	30~35	1 800~2 100	11.5~16	0.42（0.35~0.50）
25~30（超重）	25~30	1 500~1 800	7~11.5	0.28（0.23~0.33）

注: 1kcal=4.186kJ（千焦）。

2. 营养代谢监测(营养师或专科护士负责)。

3. 健康宣教:认识妊娠期血糖稳定调控的重要性以及血糖控制范围。

4. 认识食品交换份(手掌法、食物交换份法和称重法),见表 4-6。

表 4-6 食品交换份

热量/kcal	交换/份	谷薯类/g(两)	菜果类/g(斤)	肉蛋豆类/g(两)	浆乳类/ml(份)	油脂类/汤匙
1 600	18	200(4)	500(1)	200(4)	400(2.5)	2
1 800	20	250(5)	500(1)	200(4)	400(2.5)	2
2 000	22	250(5)	750(1.5)	250(5)	500(3)	2.5
2 200	24	275(5.5)	1 000(2)	250(5)	500(3)	3
2 400	26	300(6)	1 000(2)	275(5.5)	500(3)	3

注:1 两米 ≈ 2.5 两米饭;1kcal=4.186kJ(千焦)。

5. 学会自我监测血糖,填写妊娠糖尿病日记本。

6. 制订妊娠期运动方案,如开具运动处方。

(三)妊娠期运动锻炼

1. 妊娠期宜采用低至中等强度的有氧运动(如步行、瑜伽、游泳,固定自行车等)为主,运动强度以孕妇不觉疲劳为主,应避免高强度运动(心率保持在每分钟 130 次以内),即使以前有运动习惯,妊娠期的运动强度不应超过妊娠前。妊娠期采用 Borg 自觉运动强度评分,见表 4-7。

表 4-7 Borg 自觉运动强度评分

自我理解的用力程度	Borg 评分
非常非常轻松	6~8
非常轻松	9~10
轻松	11~12
有些用力	13~14
用力	15~16
非常用力	17~18
非常非常用力	19~20

2. 妊娠晚期以舒展运动为主,加强盆底、腿部、手臂等部位的肌肉训练,为分娩做好体能准备。妊娠 37 周以后尽量避免水中运动,以免胎膜早破而感染。避免竞赛及身体接触性运动,如女运动员妊娠后应停止剧烈运动和参加比赛;避免关节过屈或过伸运动;避免平衡及协调性运动和包含剧烈的跳跃、快速转体的运动。

3. 散步、游泳、瑜伽、健身操、爬楼梯、上肢运动等都是妊娠期推荐的运动。

4. 美国妇产科学会建议没有内科或产科并发症的妊娠妇女进行中等强度的运动(如快走)30 分钟,每周 2.5 小时。

5. 建议孕妇每天走 7 000~10 000 步。

6. 孕妇须注意过度运动后低血糖。

(四)门诊胎儿监护

1. 胎儿生长发育的监测,如检测宫高、腹围;超声检查胎儿生长、羊水量。

2. 排除胎儿畸形。

（1）妊娠 16~18 周时,检测母血甲胎蛋白（alpha-fetoprotein,AFP）以筛查胎儿神经管畸形。

（2）妊娠 20~22 周时,排除胎儿畸形。

（3）妊娠 26~28 周时,进行胎儿超声心动检查,以了解胎儿心脏情况。

（五）胎儿宫内情况监护

1. 胎心监护

（1）White A2：妊娠 32~36 周,胎心监护为 1 次 / 周,妊娠周数 ≥ 36 周,胎心监护为 2 次 / 周。

（2）White A1：妊娠 36 周开始做胎心监护。

2. 超声监护　妊娠 28 周后每 4~6 周检测 1 次。

（六）入院指征

1. GDM A2 级：入院初始胰岛素治疗。

2. GDM B 级：入院调整胰岛素治疗,或血糖调控不满意。

3. 具备产科其他高危因素。

4. 满足产科终止妊娠时机。

（1）无任何并发症的 GDM A1 级,可在妊娠 39 周后收入院,严密观察下期待至预产期仍未临产者可引产。

（2）应用胰岛素控制的 PGDM 以及 GDM A2 级者,血糖控制良好无并发症,且在妊娠 38 周后。

（3）糖尿病伴微血管病变者或既往有不良孕产史者,且处于妊娠 36~38 周。

（七）妊娠期胰岛素应用指征和使用原则

1. 经过医学营养治疗以及运动指导仍不能达到血糖的理想控制水平。

2. 经过严格的饮食运动控制达到目标血糖,但孕妇及胎儿体重不增或下降。

3. 糖尿病酮症酸中毒。

4. 胰岛素用量需要从小剂量开始。

5. 若无糖尿病急性并发症,胰岛素初始剂量可以从 0.3~0.8U/kg·d^{-1} 开始调节。

6. 根据血糖水平,每 2~3 天调整一次,每次增减剂量以 2~4 个单位为宜。

7. 非特殊情况,调整的剂量不要过大:距离目标血糖越近,调整幅度越小。

(八)低血糖反应及处理

1. 低血糖症(hypoglycemia) 以头晕、出冷汗、心慌、发抖、视物不清甚至昏迷等主要表现的临床综合征。

2. 诊断标准

(1)非糖尿病患者低血糖:血糖≤2.8mmol/L。

(2)糖尿病患者低血糖:血糖≤3.9mmol/L。

3. 处理

(1)检测血糖。

(2)15~20g 快速起效的糖类(如葡萄糖片)。

(3)15 分钟复查血糖。

(4)血糖仍≤3.9mmol/L,再给予 15g 葡萄糖。

(5)血糖 >3.9mmol/L 且距离下一次就餐时间在一个小时以上,给予含淀粉和蛋白质的食物。

(九)用药指导

根据医生指导规范使用胰岛素。

(十)自我监测

1. 掌握血糖监测的方法,监测血糖时选择合适的采血部位,以及检测合格的仪器,采血部位选择手指的侧边。

2. 制订妊娠期间血糖控制目标:避免低血糖,见表 4-8。

表 4-8　妊娠期间的血糖控制目标

GDM	妊娠前 1 型或 2 型糖尿病
空腹或餐前 30 分钟 3.3~5.3mmol/L	餐前、睡前及夜间 3.3~5.5mmol/L
餐后 2 小时 4.4~6.7mmol/L	餐后血糖峰值 5.6~7.2mmol/L
夜间 4.4~6.7mmol/L	糖化血红蛋白≤6.0%

3. 按时和规律地监测血糖,自我血糖监测的时间和频率见表 4-9。1 型或 2 型糖尿病的血糖控制不佳者可选择 24 小时动态血糖监测。

表 4-9　自我血糖监测的时间和频率

监测频率	适用人群	监测时间
每天 7 次 (大轮廓:空腹 + 午餐前 + 晚餐前 + 三餐后 2 小时 + 睡前)	1. 新诊断为 GDM 者 2. 首次注射胰岛素 3. 1 型糖尿病者	1. 空腹 7:00 2. 午餐前 3. 晚餐前 4. 早餐后 2 小时
每天 4 次 (小轮廓:空腹 + 三餐后 2 小时)	1. GDM A1 级血糖稳定 2. GDM A2 级胰岛素使用,血糖控制良好者	5. 午餐后 2 小时 6. 晚餐后 2 小时 7. 睡前 22:00
在日常监测频率基础上增加次数,最多每天 8 次	1. 生病或剧烈运动前后、血糖控制差、病情不稳定或急性病者 2. 使用胰岛素初期 3. 围产期	8. 凌晨 3:00
每周 1~2 天 (小轮廓)	GDM A1 级,血糖控制良好者	

注:具体时间根据个体差异而定。

4. 孕妇自测尿糖、尿酮,以尿糖(－)/(±)、尿酮(－)为宜。

5. 孕妇要重视血糖自我监测的意义,及时发现低血糖和高血糖。掌握各种监测频率的适用范围。

6. 餐前血糖监测适用于血糖水平高以及存在低血糖风险时。

7. 餐后 2 小时血糖适用于空腹血糖已获良好控制,但糖化血红蛋白仍不能达标,以及需要了解饮食和运动对血糖影响者。

8. 夜间血糖监测适用范围:胰岛素治疗接近达标,但空腹血糖仍偏高;或疑有夜间低血糖者。

9. 使用胰岛素泵时,宜采用连续动态血糖监测血糖变化情况。

10. 其余一般情况监测:监测血压、体重、尿量变化、血常规及尿常规。按时规律产检,观察头痛、眼花、胸闷、上腹部不适或疼痛及其他消化系统症状、下肢和 / 或外阴有无水肿。若发现血糖不达标,必要时进行尿酮体、血酮体检查。用胰岛素治疗者应 2 个月检查一次糖化血红蛋白。

11. 胎儿监测:监测胎动、胎心、胎儿生长趋势、胎儿电子监护、羊水量、超声监测。

(十一)健康教育

宣教疾病知识,尤其糖尿病对母儿的危害,以及孕妇自我监测的指导。

五、产后管理

GDM 患者及其子代均是 2 型糖尿病患病的高危人群,进行合理干预是预防 2 型糖尿病的第一道防线,产后血糖监测和随访管理可以尽早识别 2 型糖尿病的潜在人群。

产后监测内容包括：血糖、身高、体重、*BMI*、腰围及臀围，包括 75g 口服葡萄糖耐量试验测定空腹及服糖后 2 小时血糖水平，以及血脂、胰岛素水平。建议对糖尿病患者的子代进行体格检查以及健康生活方式的指导，可进行身长、体重、头围、腹围的测定，必要时检测血压及血糖。

六、孕前咨询

糖尿病患者准备怀孕前应进行全面检查（心血管、神经、眼、肾等），评估病情。

1. 不宜妊娠者 并发严重心血管疾病；肾功能减退（24 小时尿蛋白定量 <2g，肾功能正常者除外）；眼底有增生性视网膜炎（已接受治疗者除外）。

处理：注意避孕，如意外怀孕，及时终止妊娠。

2. 适宜妊娠者 为准备怀孕，应确保血糖控制稳定达 3 个月，且糖化血红蛋白 <6.5%。若需应用胰岛素，则糖化血红蛋白 <7%（注意，糖化血红蛋白 >8% 为妊娠禁忌）。对口服降糖药者，应在孕前改用胰岛素治疗。此外，妊娠前 3 个月服用叶酸 0.4~0.8mg/d。

七、预防指导

1. 产后鼓励母乳喂养。

2. 产后选择适宜的避孕方式，避孕药在产后早期使用可能增加心血管疾病的风险。

3. 避免高糖、高脂肪饮食，选择健康均衡的饮食。

4. 适当体育锻炼，鼓励有氧运动，如快步走、慢跑、游泳等。

5. 计划再次妊娠前进行糖尿病筛查，产后筛查首选 75g

口服葡萄糖耐量试验,诊断标准参照非孕人群,筛查出 GDM 病史妇女处于糖尿病前期状态,给予二甲双胍以预防糖尿病的发生。

6. 产后首次筛查 75g 口服葡萄糖耐量试验正常的 GDM 孕产妇每 1~3 年再复查 1 次,具体筛查间隔时间应根据产后第 1 次 75g 口服葡萄糖耐量试验结果、再次生育计划、家族史、妊娠前 *BMI*、是否用药控制血糖等因素进行适时调整。

7. 关注子代生长发育,给予健康生活方式指导。

(万　静)

第五章　不良妊娠结局孕产妇的心理护理

第一节　不良妊娠结局孕产妇的心理特点及护理方法

一、不良妊娠结局孕产妇的心理特点

在正常妊娠过程中，胚胎着床并在宫腔内生长发育直至足月分娩。然而，当胚胎或胎儿受到宫内不良因素的影响，可能会导致胎儿畸形，进而导致终止妊娠这一不良妊娠结果。目前，种种原因引起的不良妊娠已经成为我国社会和公共卫生领域中的一个严峻问题。不良妊娠的原因多元化，包括年龄、内分泌、感染、精神因素、免疫性疾病、遗传以及宫颈机能不全等。

对孕产妇及其配偶而言，这种不良的妊娠结局无疑是一次深重的精神打击。它常常给孕产妇及其家庭带来深刻且长期的悲痛，并可能引发一系列严重的心理问题。这些问题主要包括创伤后应激障碍（post-traumatic stress disorder，PTSD）、抑郁、焦虑、复杂性哀伤、社交恐惧、消极认知等，而由不良妊娠所引发的 PTSD 和抑郁症状表现，在引产后 2~7 年仍持续存在。研究发现，胎儿异常引产事件，实际上是产后

抑郁的一个重要触发因素。这种心理状态不仅对孕产妇的心理健康构成威胁，还可能对她们的再次妊娠产生不利影响。事实上，这种不良妊娠经历已被视为再次妊娠围产期出现焦虑、抑郁等症状的重要预测指标。

二、不良妊娠结局孕产妇的心理护理方法

针对不良妊娠结局孕产妇，广州医科大学附属第三医院产科制订了一系列心理护理策略，以确保她们在心理层面得到充分的关怀与支持。

对于决定住院引产的孕妇，护士会先进行全面评估，以判断她们是否适宜并愿意尝试音乐疗法。这些疗法包括肌肉渐进性放松训练、歌曲讨论和构建内心的安全岛等方法。在此过程中，与孕妇及其家属的深入会谈是必不可少的，护士鼓励她们自由地宣泄情感，同时提供书写鼓励卡片的方式以增强她们的信心。为了满足孕妇的心理寄托，护士还会指导她们通过制作胎儿脚印、胎发结、祈福包等特殊方式来缅怀逝去的生命。

孕妇入院后，护士将与哀伤辅导小组紧密合作，确保心理支持的连续性。特别是在排胎前和排胎过程中，护士会引导孕妇聆听具有舒缓效果的音乐，帮助她们在关键时刻放松心情，有效缓解焦虑和紧张的情绪。

孕妇出院后，护士的关怀并不会停止。接下来会安排数次音乐治疗活动，旨在评估她们的心理恢复状况，及时发现并解决可能存在的问题。此外，护士还会定期提醒并安排产后的复诊，通常在产后的 1、3、6 个月进行，每次复诊都会包括对孕妇焦虑和抑郁状态的评估，从而确保她们的心理健康状态能被持续且有效地关注。

（一）音乐治疗的应用与发展

音乐治疗作为一门新兴学科，正逐渐受到社会各界的广泛关注，并在临床实践中展现出其独特的价值。从初步应用于临床镇痛、缓解精神压力，到控制血压、改善睡眠、增进食欲以及术后恢复，音乐治疗的适用范围在不断扩大。值得一提的是，在某些情况下，音乐治疗能够产生与传统药物治疗相近的效果，同时避免了药物可能带来的副作用。因此，音乐治疗是一种"无创"的治疗方式。

音乐治疗在缓解不良情绪方面的作用已经得到证实，且已广泛应用于临床。研究表明，音乐不仅能够传达情感，使人们感知到其中所蕴含的情绪，更能有效地影响和调节人的情绪状态。基于此，音乐被广泛应用于各个行业领域，成为一种有效控制并缓解焦虑情绪的工具。

广州医科大学附属第三医院对音乐治疗的实施尤为重视，特设专业的音乐治疗团队，由具备音乐治疗资质的护士组成，并在国家级音乐治疗师的指导下进行工作。护士为准备引产的患者提供个性化的音乐治疗服务，包括肌肉渐进放松、音乐引导想象、歌曲讨论以及安全岛等多种方法。这种治疗不仅贯穿于患者住院期间，而且在患者出院后至产后6个月的随访期间，护士仍建议并持续提供音乐治疗，以确保患者的心理健康得到长期的关注与维护。

（二）哀伤辅导的深化与实践

1. 背景与需求　面对不良妊娠的结果，孕产妇往往会深陷悲痛与抑郁之中，难以接受胎儿的离世。当前，国内对于死胎的处理主要由助产士负责，包括向家属通报情况、核实性别以及根据家属签署的知情同意书处理善后等。然而，受传统观念和伦理考量的影响，我国在家属是否与死胎见面、是否举行告别仪式等问题上尚未形成统一看法,这使得遭遇不良妊娠的结局家庭缺乏适当的哀悼方式。

2. 哀伤辅导的引入 为了更有效地支持这些家庭,医务社工与护士的联合哀伤辅导机制得以引入。通过综合性的辅导措施,护士希望能够为遭遇不幸的家庭提供一个安全、支持的环境,帮助他们逐渐走出阴影,重新找回生活的平衡与希望。

3. 哀伤辅导的核心内容 对引产患者及其家属的心理哀伤辅导由医务社工和护士共同进行。医务社工是有心理学背景的专业人员,她们能够及时应用心理学专业量表识别存在焦虑和抑郁风险的患者,并给予专业指导。护士与医务社工共同讨论制订了哀伤辅导的四个主要内容:死亡教育、情感宣泄、心理干预和心理社会疗法。

(1)死亡教育:促进患者更好地接受事实,提供祈福包(如将胎儿的生辰、姓名放在祈福包内,社工送往寺庙祈福)、提供胎儿附属物(如脐带、胎毛、脚印等)。

(2)情感宣泄:与患者进行歌曲讨论,帮助患者进行情感的宣泄以及更好地接受胎儿死亡的事实。

(3)心理干预:采用认知疗法对引产患者进行心理干预,如有心理创伤,可使用音乐引导想象及安全岛方法。

(4)心理社会疗法:提供信息支持,如指导进行胎儿基因检测来明确具体引产原因,以及提供联系方式,按时进行会谈,引产后及时发现患者的心理健康问题。

4. 哀伤辅导的重要性 研究表明,缺乏足够支持会加深并延长不良妊娠结局产妇的哀伤期。哀伤辅导旨在帮助哀伤者在合理时间内表达正常的悲伤,并完成悲伤过程,以便尽快恢复正常生活。该方法鼓励患者及家属正视胎儿死亡,音乐治疗则帮助适当释放情绪。不良妊娠结局对产妇及其家庭造成的心理冲击可能引发家庭矛盾。在我国传统文化中，死亡是个敏感话题，人们往往避免谈论不良妊娠，希望产妇能迅速调整情绪和身体以备再次怀孕。然而，这种做法常使产妇隐藏情绪，导致家庭关怀减少。

因此，面对不良妊娠事件，工作人员不应回避，而应为患者及家属提供有效的心理康复指导。为不良妊娠产妇提供哀伤辅导，可以降低她们的哀伤反应，提高对引产的接受度和适应性，从而改善情绪状况，避免焦虑、抑郁症状及精神行为问题的出现。

5. 哀伤辅导的实施流程

（1）入院后：医务社工首先评估孕妇心理水平，介绍引产大致流程及医院可提供的哀伤辅导服务资源；对有需求的家庭，结合胎儿胎龄、畸形类型帮助其选择哀伤辅导服务，告知所选服务的实现形式、家属需要进行的准备，并签署知情同意书。

（2）分娩前：待孕妇进入待产室后，与助产士交代孕妇需求，并进行物品、场地、人员等相关准备。

（3）分娩后：与产妇再次沟通并确认哀伤辅导需求，由哀伤辅导小组提供哀伤辅导服务。

（4）出院后：与产妇及其家属保持联系，产后持续关注产妇身心恢复情况，对产妇产后生理、心理康复及再次妊娠等给予线上指导，完成产后1、3、6个月随访。

（许丹华）

第二节　音乐治疗在孕产妇心理干预中的应用案例

【案例导入】

2021 年 5 月 12 日入院一名孕 1 产 0,妊娠 32 周因胎儿畸形准备引产的患者。2021 年 5 月 13 日 13 时 00 分接受第一次音乐治疗(肌肉渐进性放松 + 安全岛技术)(共用时 35 分钟)。

1. 进行初步评估:包括一般资料调查 + 家庭关怀指数 10 分 + 围产期悲伤 74 分。

2. 治疗前评估得知,5 月 11 日患者被告知需引产(自诉内心崩溃)。

3. 工具:使用多参数监护仪,监测患者血压、脉搏、血氧饱和度(血压:105/72mmHg、脉搏:77 次 /min、血氧饱和度:98%)。

【治疗过程】

1. 肌肉渐进性放松　患者被引导进行全身肌肉放松,从双脚开始,逐步向上至全身;在患者在治疗师的引导下,体验身体各部位的放松与发热感。具体可参考下列流程。

导入语:"闭上眼睛、现在让我们把身体放松,让心静下来,把你的身体调整到最舒服的姿势,感受一下四周的声音和光线,聆听所有声音,你的内心会告诉自己,任何外来的噪声都不影响你放松,你的注意力只会集中在音乐和引导的语言中,帮助自己更深地放松,放松,带着这种放松的感觉做一下深呼吸,深深地吸进去,再慢慢地呼出来,把所有的杂念全都放下,让大脑形成一片空白,你的呼吸变得越来越平缓……请把注意力集中在你的身体与这张椅子接触的部位,你的背部、胳膊、腰部、臀部、大腿和小腿以及椅子接触的其余部位……（间隔 10 秒）同时想象一下，你是在把身上所有的重量统统交给这张椅子，而这张椅子正承受着你身体所有的重量……（间隔 10 秒）你的身体，变得越来越放松，越来越放松了……"

"请把全部注意力都集中到你的双脚上，双脚放松了……放松了……越来越放松了……"（停顿 10 秒）

"放松的感觉让你的双脚开始微微发热……发热了……发热了……"（停顿 10 秒）

"仔细地体会双脚放松和发热的感觉。"（停顿 15 秒）

"请把注意力集中到你的小腿上……让你的小腿放松了……放松了……越来越放松了……"（停顿 10 秒）

"放松的感觉让你的小腿也感到微微发热，发热……发热了……发热了……"（停顿 10 秒）

"仔细地体会小腿放松和发热的感觉。"（停顿 15 秒）

依照上面的模式继续进行引导：

"请把注意力集中到你的大腿……"

"请把注意力集中到你的臀部……"

"请把注意力集中到你的腹部……"

"请把注意力集中到你的腰部……"

"请把注意力集中到你的背部……"

"请把注意力集中到你的胸部……"

"请把注意力集中到你的双手……"

"请把注意力集中到你的前臂……"

"请把注意力集中到你的上臂……"

"请把注意力集中到你的肩部……"

"请把注意力集中到你的脖子……"

"请把注意力集中到你的面部……"

"请把注意力集中到你的头部……"

"请把注意力集中到你的全身,全身都放松了……都放松了……更加放松了……"

"停顿 10 秒,仔细体会全身放松和发热的感觉……"

2. 安全岛技术　治疗师播放抒情美好的音乐,伴有自然声音,然后引导患者想象一个安全、舒适的地方,并逐步构建和丰富这个场景。最后让患者描述了一个充满阳光、有花草和宠物的房间,并体验到了安心和踏实的感觉。具体可参考下列流程。

治疗师:"现在,让我们想象一下,在这个世界上,有一个你心目中最安全、最舒服和最美好的地方。它可以是地球上的任何一个地方,也可以在一个陌生的星球上。这个地方只属于你一个人,没有任何人可以进入,如果在这个地方你感到孤独的话,可以带去一些你喜欢的东西或小动物陪伴你。"

(静默 10 秒)

治疗师开始询问:"请告诉我,你心中的这个安全美好的地方是什么样子的呢? "

来访者:"是在一个房间里。"

治疗师:"好的,那仔细观察一下房间里有什么呢? "

来访者:"有阳台。"

治疗师:"还有什么呢? "

来访者:"有阳光,阳光洒在阳台上。"

治疗师:"阳台上还应该有什么呢? "

来访者:"还有花。"

治疗师:"是什么种类和颜色的花呢? "

来访者:"五颜六色的,有月季、玫瑰。"

治疗师:"那请你闻一闻这些花好吗? 告诉我是什么味

道呢？"

来访者："是一种淡淡的花香。"

治疗师："很好，那让我们深深地闻一闻这淡淡的花香，仔细地感受花香通过鼻腔进入胸腔带给你的这种放松的感觉，继续深呼吸。"

（治疗师观察来访者的呼吸情况）

治疗师："请再看看周围还有什么呢？"

来访者："还有沙发。"

治疗师："愿意躺上去吗？"

来访者："嗯，我躺上去了。"

治疗师："此时身体感觉怎么样呢？"

来访者："沙发软软的，很舒服。"

治疗师："很好，仔细地体会躺在沙发上，这种非常放松的感觉……还有什么要带进来的吗？"

来访者："还有猫。"

治疗师："什么样的猫呢？"

来访者："一只橘色的猫。"

治疗师："好极了，一只橘色可爱的小猫正温顺地卧在你的脚边，此时你心里是什么感觉呢？"

来访者："我觉得安心、踏实。"

治疗师："仔细地感受有可爱的小猫陪伴时心中这种安心、踏实的感觉……还有什么想要带进来的东西吗？"

来访者："没有了。"

治疗师："非常好，再看看这间屋里有没有什么让你不喜欢，或者感觉不舒服的东西呢？"

来访者："没有的，我感觉挺好的。"

治疗师："在这个属于你的小屋里，你此时的心情怎么样呢？"

来访者："很平静。"

治疗师："在这个小屋,心里感觉平静的时候,你的身体又是什么样子的感觉呢？"

来访者："我感觉很放松,很安全。"

(调整音乐音量渐弱并停止播放背景音乐)

治疗师："非常好,让我们再来看看这个让你感觉平静、放松、安全的场景,在一间洒满阳光的阳台上有一张柔软的沙发,躺上去很舒服,阳台上有着五颜六色的玫瑰和月季,散发着淡淡的清香,还有一只可爱的小猫温顺地躺在你的脚边……仔细体会你心中平静、身体放松和安全的感觉……随着呼吸,你的心中感到更加平静,你的身体感觉更加放松和安全……你感觉越来越平静,越来越放松和安全……这是你的体验,不是别人的体验,这种体验会牢牢地留在你的内心深处,就像一个最忠实的朋友一样永远陪伴着你,任何时候当你需要它的时候,它就会出来帮助你,好,让我们最后再看看这个让你内心平静、身体感觉放松和安全的房间。现在我从5数到1,你就带着这些美好的体验回到现实生活中来,5、4、3、2、1,不要着急,等你感到舒服的时候再慢慢地睁开眼睛。"

(治疗结束后与来访者对治疗过程的部分细节进行讨论,为接下来的数次治疗巩固良好基础)

治疗师："整个过程中觉得怎么样呢？"

来访者："还挺舒服的,会有放松的感觉。"

治疗师："好的,那我们再测量一次血压和脉搏,今天的训练就结束了,明天再进行一次放松训练好吗？"

来访者："好的。"

3. 治疗后评估

（1）第一次治疗后,患者生命体征有所改善:①血压:102/69mmHg;②脉搏:74 次 /min;③血氧饱和度:97%。2021年 5 月 14 日接受第二次音乐治疗。

（2）第二次治疗前生命体征:①血压:110/66mmHg;②脉搏:77 次 /min;③血氧饱和度:95%。

（3）第二次治疗后生命体征:①血压:102/68mmHg;②脉搏:75 次 /min;③血氧饱和度:97%。

4. 后续关怀与随访计划

（1）后续关怀:2021 年 5 月 15 日患者住院后与哀伤辅导小组交接,转产房排胎时使用手机播放指定的音乐;排胎后根据患者需求使用鼓励卡、祈福包和纪念盒,并转回病房;2021 年 5 月 16 日患者出院予交代注意事项及复诊指导。

（2）随访计划:计划在患者产后 1 个月、3 个月及 6 个月进行随访,以持续关注和支持患者的心理恢复过程。

【结果】

患者接受音乐治疗及哀伤辅导后,其家庭关怀指数有上升,围产期悲伤评分有下降,睡眠质量在一定程度上得到缓解,有助于提高患者生活的信心。

【总结】

引产患者常常面临着难以预料的情绪压力、焦虑和情感障碍,这些问题对她们的个人生活、社交活动和婚姻关系产生了深远影响。精神压力和不良的妊娠结果相互作用,形成恶性循环,进而影响了引产治疗的效果。对引产患者的心理疏导在临床实践中颇具挑战,尤其是涉及复杂或敏感信息时,医务人员有时会选择避免直接面对。然而,音乐治疗为这一问题提供了理想的解决方案。它无须直接触及患者的心理创伤,而是通过音乐带来的舒缓效果,逐步建立有效沟通,从而实现有效的心理疏导。这无疑是音乐治疗的显著优势。

与此同时,与医务社工共同制订的哀伤辅导计划也展现出了其独特优势。医务社工不仅提供了丰富的资源,还以第三方角色的天然优势,为护士带来了新的视角和方法。例如,她们提出的鼓励卡、祈福包和纪念盒等小工具,为我们提供了新的思路。鼓励卡帮助那些不擅长交流的人敞开心扉,真实表达情感,实现有效的情感释放。而祈福包则更符合中国人的传统习俗,其中包含胎儿的生辰、姓名等信息的祈福包会由社工送至寺庙祈福。同样,纪念盒可以存放胎儿的脚印、胎发结或脐带等物品,这些都为患者及其家属提供了心理慰藉。

(许丹华)

第六章 护理伦理冲突与决策

第一节 护理伦理冲突与决策

一、护理伦理概述

护理伦理以护理道德为研究对象,主要研究护理道德的产生、发展、特点,以及如何运用护理道德原则与规范去调整和处理护理工作中各种道德关系,解决护理实践中的伦理问题。学习护理伦理知识,可系统掌握护理领域中的伦理要求,培养高尚的护理道德,提升护理道德修养水平。随着现代医学的不断进步,急危重症患者的救治水平显著提高,但与此同时,由于患者病情危重,护士经常会碰到许多伦理冲突与决策的困惑。最常经历的护理伦理冲突主要体现在护理伦理学原则之间的冲突,具体可分为下列 4 点。

1. 尊重原则与不伤害原则的冲突 这种情况多表现为护士为尊重患者的自主决定而无法选择使患者不受到伤害的护理行为。如患者家属或其法定代理人已表明患者在某一情况下的价值观,而护士从护理专业角度未将患者的愿望或价值观列入伦理决策的考虑范围,就可能构成对患者的伤害。因为护士从专业角度认为对患者有益的护理措施,未必能够被患者所接受。在护士的基本职责中,"不伤害"比"要尽力照护或协助患者"更受到重视。

2. 不伤害原则与有利原则的冲突　有利原则要求护士以患者的健康利益为指标采取相应的护理措施,然而在临床实践中,不伤害原则却与这一原则之间存在着冲突风险,这种冲突以"两害相权取其轻"为典型。如一位多年未孕的妊娠中期孕妇,因妊娠期严重合并症可能危及生命,医护人员为保住其生命建议其立即终止妊娠。从对孕妇不伤害的原则出发,医护人员应选择终止妊娠,但从对胎儿不伤害的原则出发,医护人员则应建议孕妇继续妊娠。究竟选择哪一种方案对孕妇和胎儿更有利,这就需要对孕妇、胎儿的健康和疾病状况以及现有的医护水平进行综合评估,选择一种获益最大而伤害最小并能够被孕妇及其家属接受的措施,但这一选择并非易事。

3. 有利原则与尊重原则的冲突　有利原则强调了一切为患者的利益着想,尽量做对患者有益的事情,同时也要尽量避免伤害患者。例如,当护士认为对某一患者隐瞒其病情更有利于患者的健康时,有利原则与尊重原则之间就可能出现冲突。从有利原则出发,护士会选择对患者隐瞒病情,从尊重原则出发,护士则很可能选择告知患者。在工作中,护士不能以自己的判断代替患者的判断,因此不应只考虑有利原则。尊重原则的核心是尊重患者的自主决定,即患者有权根据自身实际情况作出符合医疗原则的决定。当然,并不是所有的患者都适合自主决定,对于自主能力较弱或没有自主能力的患者,如婴幼儿、严重智力低下者、昏迷患者等,不但不应该让其自主决定,反而需要加以保护、监督与协助。

4. 公正原则与其他原则的冲突　每个人均为社会团体中的一分子,拥有享用社会资源的权利当医护人员为某些患者的健康与幸福努力时,亦应考虑是否威胁到其他患者的利益、需求与权利。当卫生资源不足时,谁先享用、如何公平分配等问题使公正原则与有利原则发生冲突。例如,两个患者同时需要入住重症监护病房,但现在只有一张病床,此时公正原则与有利原则之间出现冲突,从公正原则角度出发,两位患者均应有机会获得稀缺的医疗资源;从有利原则角度出发,医护人员会把这张空床留给两者中最需要这张床位的患者。

二、产科护理的特点

(一)护理质量的高要求

随着社会文明程度的提高,人们对孕产期服务的质量要求越来越高,对优生优育的重视程度逐渐增加。提高人口素质的基本国策对孕产妇护理工作质量也提出了更高要求。妇女在围产期均可能出现各种并发症和合并症,病情瞬息万变,增加了护理工作的难度,对护士的心理素质及专业素养要求比较高。

(二)护理决策的全面性

产科工作涉及母婴两代人的生命安危,涉及多个家庭的幸福。产科护士将孕产妇及胎儿或新生儿作为重点服务对象,也不能忽视对孕产妇家庭其他成员的心理支持;在进行护理决策时,以母婴两代人的安全为重,综合考虑其配偶及家庭其他成员的意见,并兼顾社会利益。

三、产科护理的伦理要求

(一)忠诚履责,冷静果断

产科护士要有维护妇女及后代身心健康的责任感。产科处理的急诊情况多,产妇分娩时间无规律性,护士的工作任务重,护士应有高度的敬业精神。产科护士随时可能遇到危急的病情变化,应扎实掌握本专业的理论和技能,冷静果断地配合抢救,做好孕产期保健指导,减少并发症、合并症的发生,降低产妇、胎儿或新生儿的发病率和病死率。

(二)保护隐私,尊重患者

保护患者隐私是产科护士须遵守的道德规范。护士在为患者实施查体、询问病史、进行护理操作及床旁交班等护理活动时,应做好隐私保护,以防被他人观察或获悉。床旁教学前,应获得患者知情同意后方可进行。尽量不安排男护士为女患者实施隐私部位的检查及护理,即使因工作安排必须要由男护士操作,也要事先征得患者同意,有的产妇在生产过程中因为疼痛而惊慌失措,不配合助产士或医生分娩,护士不可因对分娩疼痛习以为常而不理睬产妇的要求,应给予关心和鼓励,引导产妇积极配合、顺利娩出胎儿。部分未婚先孕的妇女因担心受到医务人员的歧视而到非正规机构接受流产手术,最终出现并发症,甚至危及生命。对于未婚先孕的孕妇,护士切忌冷眼相对,应积极指导其学会自我保护,并尊重其对治疗、护理措施的自主决定。当育龄夫妇有多种避孕方式可选时,护士应配合医生介绍各种方法的利弊,指导其选择合适的方法以减少人工流产和引产的发生率。当夫妇双方意见不同时,积极促成患者家庭成员间的沟通,力争在双方达成一致意见或一方签字时再确定是否实施,不可仅凭一方意见盲目施行。

(三)关爱患者,心系社会

妇产科患者的心理状况较为复杂,受传统道德观念的影响,患者因疾病涉及生殖系统,可能出现害怕、压抑、恐惧等心理。护士应给予理解,做好健康教育,协助医生说明疾病的治疗护理方案及预后,鼓励患者积极治疗。在妊娠、分娩及产褥期,孕产妇的生理和心理会发生巨大变化,护士应做到下列3点。

1. 理解妊娠期孕产妇心理 妊娠早期的妇女可能出现惊讶、震惊等反应:如果是意外受孕,可能出现矛盾心理。到妊娠中期,可能感到来自重男轻女家庭成员的压力,对胎儿性别感到焦虑。多数妊娠晚期的孕妇都会担心分娩过程是否顺利、胎儿能否健康等问题。

2. 关爱分娩期孕产妇及家属 据文献报道,对分娩过程的恐惧是我国产妇选择剖宫产的主要原因。除了加强宣传教育外,在孕妇待产过程中给予针对性的技术支持与家人陪伴能有效减少非医学需要的剖宫产术,有利于母婴健康。家属在产房或手术室外等候产妇分娩,身心疲惫,护士也应给予关注。及时向产妇家属通报母婴情况。有的医院开展分娩镇痛与陪伴分娩,帮助产妇顺利完成分娩过程。妇产科护士在履行职责时,还应妥善协调患者利益与社会利益的关系。对于希望进行非医学目的的性别选择,以满足重男轻女等传统观念的违规行为,护士必须坚决不予支持。

3. 关注产褥期孕产妇 产褥期孕产妇的情绪受激素水平变化的影响,加之初产妇育儿经验不足、新生儿患病等因素均可使产妇情绪低落,甚至可能患上产后抑郁。护士应密切观察产妇的心理状况,及时发现问题,引导家属给予重视与支持。

四、护理伦理冲突的决策原则

一般说来,护理伦理原则的主次顺序依次为有利原则、尊重原则、不伤害原则和公正原则。但这种主次顺序不是固定不变的,需要根据具体护理情景进行慎重考虑,以道德优先性进行排序。

(一)公正原则与其他三种原则的决策

当护理伦理决策涉及患者之外的他者利益、群体利益乃至社会整体利益的情况下,公正原则应处于比其他三种原则更根本的道德地位。护理活动不仅涉及医护人员与患者,还与他人、社会密切相关。护士在护理活动中不仅要考虑患者当前的利益,还必须考虑他人、集体乃至社会的利益,患者的利益并非总是应该被优先考虑的,必须用公正原则来调节患方、医方、其他群体乃至整个社会之间的利益分配,也就是说,对患者的有利和不伤害应在符合公正原则的前提下发挥作用。

(二)尊重原则与有利原则、不伤害原则的决策

当护理伦理决策的选择需要综合考虑患者生理心理、社会、文化等方面的利益时,尊重原则应优于有利原则与不伤害原则。护士对患者最佳利益的判定是基于护理专业相关的知识、技能和经验,所判定的侧重点是有关患者健康、生命的医学利益。但是护理行为除了患者医学上的利益,还包括其他利益,如信仰自由、追求某种生活方式的自由等。虽然患者对医学利益判定没有护士权威,但在医学利益和其他利益权衡方面,患者的理解与判断比护士更加深刻真实,护士应当尊重患者的合理选择。

(三)不伤害原则与有利原则的决策

临床诊治和护理手段往往具有双重效应,在达到预期诊治目的的同时,也会带来一些负面效应。因此,不伤害原则与有利原则在护理决策中经常共同发生作用,而且经常是冲突的状态。解决冲突的方法就是对具体境遇下的护理决策进行

利害权衡,当某一护理决策给患者可能带来的伤害大于利益时,即使伤害本身不是故意的,该决策也不能被采纳。即不伤害原则应优先于有利原则而起主要调节作用;相反,当决策给患者可能带来的利益大于伤害且决策的目的是指向利益而非伤害时,那么有利原则就应该优先于不伤害原则而起主要调节作用,如一位产后大出血患者,经药物及手术治疗后仍在出血,有生命危险,此时为保住患者的生命需要对患者实施子宫切除手术。从表面上看,这样做对患者将造成很大的危害,但为了保全患者的生命是符合有利原则的。

(四)充分发挥共享护理决策的作用

在护理决策过程中,会出现许多伦理冲突的情况,在面对护理决策选择分歧时,医生、护士、患者、家属之间针对实际情况,积极讨论,共同参与构建一个中立性的道德框架——相互尊重、平等协商。当护理决策是由利益相关者达成共识的,才能真正地体现伦理权威。而"医生—护士—患者家属共享决策模式"有助于解决持有不同伦理价值判断和利益需求的原则冲突。

总之,在临床中护士常会面临比较复杂的伦理问题,除应遵守普遍的医学伦理准则:人道主义,以患者为中心、生命第一的原则外,还应遵循尊重原则、有利原则、不伤害原则,以及诚实、守信、公正等原则。如果应用不同伦理原则产生冲突时,护士应该根据患者的具体情况,综合分析,权衡所有对患者有利的因素,然后选择最有利的方面,更好地做出伦理决策。

(许丹华)

第二节　医学决策与生活质量之间的伦理考量案例

一例妊娠合并血小板减少症行剖宫产术后患者的临床伦理分享与讨论。

【案例导入】

基本信息：吴某，女性，23岁，孕1产1。

诊断：血小板减少查因。

既往史：妊娠合并血小板减少症、胎膜早破、妊娠期肝内胆汁淤积症、脐带缠绕。

生产情况：患者术前查血小板计数（PLT）为 $29 \times 10^9 L^{-1}$。8月28日于手术室行枕左前位（LOA）单活婴剖宫产术（子宫下段横切口），剖出一男活婴，新生儿出生 Apgar 评分为 7–10–10。

术后当天处理措施：一级护理，禁食12小时后改行半流质饮食，肛门排气后改普通饮食；心电监护、低流量给氧及腹部压沙袋6小时；缩宫素促宫缩治疗1天后，改用产复康颗粒促宫缩治疗。复查血常规及尿液分析。输注人免疫球蛋白减少血小板破坏。

后续治疗情况：术后第三天，患者已拔除尿管，生命体征平稳。已完成人免疫球蛋白治疗疗程，复查血小板较前明显上升，血小板计数为 $72 \times 10^9 L^{-1}$。

自身免疫检查：抗核抗体为 109.78U/ml（↑），抗SSA抗体（抗干燥综合征抗原A抗体）为阳性（＋），类风湿因子 IgM 为阳性（＋）。

患者个人背景与心理状态：该患者为首次住院，表现出情绪低落和焦虑情绪。由于家中老人频繁地打电话关心家中事务,同时担心住院期间家中无人照料,导致患者心理压力倍增。患者反映住院后睡眠质量差,夜间干咳不断,对医院环境有明显排斥感。

患者病情概况与治疗态度:患者的血小板减少症原因未明,最近一次血小板计数为 $82 \times 10^9 L^{-1}$。尽管医生和家属已充分沟通病情及其潜在危险性,患者仍坚决要求出院并拒绝进一步检查。在了解所有风险后,患者与家属仍选择签字出院。患者在院期间有各种原因而无法安睡,表示出院后先回家休息,并承诺在需要时会返回医院继续治疗。医生推测,患者可能因牵挂家中孩子而轻视了自身的健康问题。

【核心冲突】

1. 最优化治疗与生活质量的矛盾 医生建议患者继续住院以接受系统的检查和治疗,这是基于医学专业的最优化治疗方案。但患者住院期间的生活质量受到严重影响,表现为对医院环境的排斥和严重的失眠问题。

2. 知情告知的充分性 尽管医生已反复告知患者及家属病情及可能的风险,患者仍坚决要求出院。这引发了护士对患者的知情告知是否有足够充分的考量。

专业的最优化治疗方案(住院系统治疗)与患者的生活质量(住院期间睡眠差)相矛盾;知情告知是否足够充分?

【解决方法】

1. 在充分尊重患者意愿的前提下,安排其出院,并提供详细的出院指导和后续随访计划。

2. 强调院外高危妊娠患者随访的重要性,并确保患者和家属充分理解并同意治疗方案。

【总结】

1. 在医学决策与生活质量发生冲突时,应首先正确评估患者的需求和意愿。

2. 在尊重患者决定的前提下,制订最优化的护理和治疗方案。

3. 确保充分的知情告知,让患者和家属充分理解治疗方案和可能的风险。

4. 做好出院后的随访工作,以保障患者的健康和安全。

(许丹华)

第三篇 管理篇

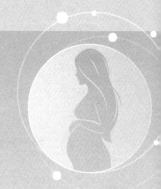

第七章　高危妊娠护理门诊管理模式

第一节　妊娠风险评估分级

　　母婴安全是妇女儿童健康的前提和基础。孕产妇死亡率和婴儿死亡率是国际上公认的基础健康指标,也是衡量经济社会发展和人类发展的重要综合性指标。全面两孩政策实施后,高危孕产妇增加,孕产期合并症、并发症的风险增高。2017年7月,《关于加强母婴安全保障工作的通知》(国卫妇幼发〔2017〕42号)提出要全面开展妊娠风险评估工作,主要包括妊娠风险筛查、妊娠风险评估分级、妊娠风险管理和产后风险评估工作等四个环节。孕产妇妊娠风险评估与管理可以及时发现、干预影响妊娠的风险因素,从源头防控风险,防范不良妊娠结局,保障母婴安全。

一、孕产妇妊娠风险筛查

　　首诊医疗机构对照《孕产妇妊娠风险筛查表》,对首次建档的孕产妇进行妊娠风险筛查。筛查项目分为"必选"和"建议"两类,必选项目为对所有孕妇应当询问、检查的基本项目,建议项目由筛查机构根据自身服务水平提供。首诊医疗机构将筛查结果记录在母子健康手册中,见表7-1。

表 7-1　孕产妇妊娠风险筛查表

项　目	筛查阳性内容
1. 基本情况	1.1 年龄≥35 岁或≤18 岁
	1.2 身高≤145cm，或对生育可能有影响的躯体残疾
	1.3 $BMI>25kg/m^2$ 或 $<18.5kg/m^2$
	1.4 Rh 血型阴性
2. 异常妊娠及分娩史	2.1 生育间隔 <18 个月或 >5 年
	2.2 剖宫产史
	2.3 不孕史
	2.4 不良孕产史（各类流产≥3 次、早产史、围产儿死亡史、出生缺陷、异位妊娠史、滋养细胞疾病史、既往妊娠期间的并发症及合并症史）
	2.5 本次妊娠异常情况（如多胎妊娠、辅助生殖妊娠等）
3. 妇产科疾病及手术史	3.1 生殖道畸形
	3.2 子宫肌瘤或卵巢囊肿≥5cm
	3.3 阴道及宫颈锥切手术史
	3.4 宫 / 腹腔镜手术史
	3.5 瘢痕子宫（如子宫肌瘤挖除术后、子宫整形术后、宫角妊娠史、子宫穿孔史等）
	3.6 子宫附件恶性肿瘤手术史
4. 家族史	4.1 高血压家族史且孕妇目前血压≥140/90mmHg
	4.2 糖尿病（直系亲属）
	4.3 凝血因子缺乏
	4.4 严重的遗传性疾病（如家族性高脂血症、血友病、地中海贫血等）

续表

项　目	筛查阳性内容
5. 既往疾病及手术史	5.1 各种重要脏器疾病史
	5.2 恶性肿瘤病史
	5.3 其他特殊、重大手术史、药物过敏史
6. 辅助检查[*]	6.1 血红蛋白 <110g/L
	6.2 血小板计数 $\leqslant 100 \times 10^9 L^{-1}$
	6.3 梅毒筛查阳性
	6.4 人类免疫缺陷病毒(HIV)筛查阳性
	6.5 乙肝筛查阳性
	6.6 清洁中段尿常规异常(如蛋白尿、管型尿、红细胞尿、白细胞尿)持续两次以上
	6.7 尿糖阳性且空腹血糖异常(妊娠 24 周前≥7.0mmol/L；妊娠 24 周起≥5.1mmol/L)
	6.8 血清铁蛋白 <20μg/L
7. 需要关注的表现特征及病史	7.1 提示心血管系统及呼吸系统疾病
	7.1.1 心悸、胸闷、胸痛或背部牵涉痛、气促、夜间不能平卧
	7.1.2 哮喘及哮喘史、咳嗽、咯血等
	7.1.3 长期低热、消瘦、盗汗
	7.1.4 心肺听诊异常
	7.1.5 血压≥140/90mmHg
	7.1.6 心脏病史、心衰史、心脏手术史
	7.1.7 胸廓畸形
	7.2 提示消化系统疾病
	7.2.1 严重食欲缺乏、乏力、剧烈呕吐
	7.2.2 上腹疼痛,肝脾肿大
	7.2.3 皮肤或巩膜黄染
	7.2.4 便血

续表

项　目	筛查阳性内容
7. 需要关注的表现特征及病史	7.3 提示泌尿系统疾病 7.3.1 眼睑浮肿、少尿、蛋白尿、血尿、管型尿 7.3.2 慢性肾炎、肾病史 7.4 提示血液系统疾病 7.4.1 牙龈出血、鼻衄 7.4.2 凝血功能障碍,全身多处瘀点、瘀斑 7.4.3 血小板减少症、再障等血液病史 7.5 提示内分泌及免疫系统疾病 7.5.1 多饮、多尿、多食 7.5.2 烦渴、心悸、烦躁、多汗 7.5.3 明显关节酸痛、脸部蝶形或盘形红斑、不明原因高热 7.5.4 口干(无唾液)、眼干(眼内有摩擦异物感或无泪)等 7.6 提示性传播疾病 7.6.1 外生殖器溃疡、赘生物或水泡 7.6.2 阴道或尿道流脓 7.6.3 性病史 7.7 提示精神神经系统疾病 7.7.1 言语交流困难、智力障碍、精神抑郁、精神躁狂 7.7.2 反复出现头痛、恶心、呕吐 7.7.3 癫痫史 7.7.4 不明原因晕厥史 7.8 其他,如吸毒史

注:带 * 的项目为建议项目,由筛查机构根据自身医疗保健服务水平按需提供。

二、妊娠风险评估分级

（一）评估原则及机构

妊娠风险评估分级原则上应当在开展助产服务的二级以上医疗机构进行，包括首次评估和动态评估。

（二）风险评估分级与标识

1. 评估依据　对妊娠风险筛查阳性的孕妇，医疗机构应当对照《孕产妇妊娠风险评估表》，见表 7-2，进行首次妊娠风险评估。

2. 风险分级　按照风险严重程度分别以"绿（低风险）、黄（一般风险）、橙（较高风险）、红（高风险）、紫（传染病）"5种颜色进行分级标识，详见表 7-2。

3. 评估结果　均应在"母子健康手册"上标注。对于风险评估分级为"橙色""红色"的孕产妇，应按要求及时报告。医疗机构应当填写"孕产妇妊娠风险筛查阳性转诊单"，见图 7-1。在 3 日内将转诊单报送辖区妇幼保健机构。如孕产妇妊娠风险分类为红色，应当在 24 小时内报送。

表 7-2　孕产妇妊娠风险评估表

评估分级	孕产妇相关情况
绿色 （低风险）	孕妇基本情况良好，未发现妊娠期间的合并症、并发症
黄色 （一般 风险）	1. 基本情况 1.1 年龄≥35 岁或≤18 岁 1.2 *BMI*>25kg/m^2 或 <18.5kg/m^2 1.3 生殖道畸形 1.4 骨盆狭小

续表

评估分级	孕产妇相关情况
黄色 （一般 风险）	1.5 不良孕产史（各类流产≥3次、早产、围产儿死亡、出生缺陷、异位妊娠、滋养细胞疾病等） 1.6 瘢痕子宫 1.7 子宫肌瘤或卵巢囊肿≥5cm 1.8 盆腔手术史 1.9 辅助生殖妊娠 2. 妊娠期间的合并症 2.1 心脏病（经心内科诊治无须药物治疗、心功能正常） 2.1.1 先天性心脏病（不伴有肺动脉高压的房间隔缺损、室间隔缺损、动脉导管未闭；法洛四联征修补术后无残余心脏结构异常等） 2.1.2 心肌炎后遗症 2.1.3 心律失常 2.1.4 无其他合并症的轻度的肺动脉狭窄和二尖瓣脱垂 2.2 呼吸系统疾病：经呼吸内科诊治无须药物治疗、肺功能正常 2.3 消化系统疾病：肝炎病毒携带（表面抗原阳性、肝功能正常） 2.4 泌尿系统疾病：肾脏疾病（目前病情稳定肾功能正常） 2.5 内分泌系统疾病：无须药物治疗的糖尿病、甲状腺疾病、垂体泌乳素瘤等 2.6 血液系统疾病 2.6.1 妊娠合并血小板减少症［血小板计数为（50~100）×10^9L^{-1}］但无出血倾向

续表

评估分级	孕产妇相关情况
黄色 （一般 风险）	2.6.2 妊娠合并贫血（血红蛋白为 60~110g/L） 2.7 神经系统疾病：癫痫（单纯部分性发作和复杂部分性发作），重症肌无力（眼肌型）等 2.8 免疫系统疾病：无须药物治疗（如系统性红斑狼疮、IgA 肾病、类风湿性关节炎、干燥综合征、未分化结缔组织病等） 2.9 尖锐湿疣、淋病等性传播疾病 2.10 吸毒史 2.11 其他 3. 妊娠期间的并发症 3.1 双胎妊娠 3.2 先兆早产 3.3 胎儿宫内生长受限 3.4 巨大儿 3.5 妊娠期高血压疾病（红、橙色除外） 3.6 妊娠期肝内胆汁淤积 3.7 胎膜早破 3.8 羊水过少 3.9 羊水过多 3.10 妊娠周数≥36 周且出现胎位不正 3.11 低置胎盘 3.12 妊娠剧吐
橙色 （较高风险）	1. 基本情况 1.1 年龄≥40 岁 1.2 $BMI \geq 28kg/m^2$ 2. 妊娠期间的合并症 2.1 较严重心血管系统疾病

续表

评估分级	孕产妇相关情况
橙色 （较高风险）	2.1.1 心功能Ⅱ级，轻度左心功能障碍或者射血分数为40%~50%
	2.1.2 需药物治疗的心肌炎后遗症、心律失常等
	2.1.3 瓣膜性心脏病（轻度二尖瓣狭窄瓣口＞1.5cm^2，主动脉瓣狭窄跨瓣压差<50mmHg，无其他合并症的轻度肺动脉狭窄，二尖瓣脱垂，二叶式主动脉瓣疾病，马方综合征无主动脉扩张）
	2.1.4 主动脉疾病（主动脉直径<45mm），主动脉缩窄矫治术后
	2.1.5 经治疗后稳定的心肌病
	2.1.6 各种原因引起的轻度肺动脉高压（肺动脉压力<50mmHg）
	2.1.7 其他
	2.2 呼吸系统疾病
	2.2.1 哮喘
	2.2.2 脊柱侧弯
	2.2.3 胸廓畸形等伴轻度肺功能不全
	2.3 消化系统疾病
	2.3.1 原因不明的肝功能异常
	2.3.2 仅需要药物治疗的肝硬化、肠梗阻、消化道出血等
	2.4 泌尿系统疾病：慢性肾脏疾病伴肾功能不全代偿期（肌酐超过正常值上限）
	2.5 内分泌系统疾病
	2.5.1 需药物治疗的糖尿病、甲状腺疾病、垂体泌乳素瘤
	2.5.2 肾性尿崩症（尿量超过4 000ml/d）等

续表

评估分级	孕产妇相关情况
橙色 （较高风险）	2.6 血液系统疾病 2.6.1 血小板减少症［血小板计数为（30~50）×10^9L^{-1}］ 2.6.2 重度贫血（血红蛋白为 40~60g/L） 2.6.3 凝血功能障碍无出血倾向 2.6.4 易栓症（如抗凝血酶缺陷症、遗传性蛋白 C 缺陷症、遗传性蛋白 S 缺陷症、抗磷脂综合征、肾病综合征等） 2.7 免疫系统疾病：应用小剂量激素（如泼尼松 5~10mg/d）6 个月以上，无临床活动表现（如系统性红斑狼疮、重症 IgA 肾病、类风湿性关节炎、干燥综合征、未分化结缔组织病等） 2.8 恶性肿瘤治疗后无转移无复发 2.9 智力障碍 2.10 精神病缓解期 2.11 神经系统疾病 2.11.1 癫痫（失神发作） 2.11.2 重症肌无力（病变波及四肢骨骼肌和延脑部肌肉）等 2.12 其他 3. 妊娠期间的并发症 3.1 三胎及以上妊娠 3.2 Rh 血型不合溶血病 3.3 瘢痕子宫（距末次子宫手术间隔 <18 个月） 3.4 瘢痕子宫伴中央性前置胎盘或伴有可疑胎盘植入

续表

评估分级	孕产妇相关情况
橙色 （较高风险）	3.5 各类子宫手术史（如剖宫产、宫角妊娠、子宫肌瘤挖除术等）≥2 次
	3.6 双胎、羊水过多伴发心肺功能减退
	3.7 重度子痫前期、慢性高血压并发子痫前期
	3.8 原因不明的发热
	3.9 产后抑郁症、产褥期中暑、产褥感染等
红色 （高风险）	1. 妊娠期间的合并症
	1.1 严重心血管系统疾病
	1.1.1 各种原因引起的肺动脉高压（≥50mmHg），如房间隔缺损、室间隔缺损、动脉导管未闭等
	1.1.2 复杂先心病（法洛四联症、艾森门格综合征等）和未手术的紫绀型先天性心脏病（$SpO_2<90\%$）；Fontan 手术（肺动脉下心室旷置术）后
	1.1.3 心脏瓣膜病：瓣膜置换术后，中重度二尖瓣狭窄（瓣口 <1.5cm^2），主动脉瓣狭窄（跨瓣压差≥50mmHg）、马方综合征等
	1.1.4 各类心肌病
	1.1.5 感染性心内膜炎
	1.1.6 急性心肌炎
	1.1.7 风湿性心脏病风湿活动期
	1.1.8 妊娠期高血压心脏病
	1.1.9 其他
	1.2 呼吸系统疾病：哮喘反复发作、肺纤维化、胸廓或脊柱严重畸形等影响肺功能者

评估分级	孕产妇相关情况
红色 （高风险）	1.3 消化系统疾病：重型肝炎、肝硬化失代偿、严重消化道出血、急性胰腺炎、肠梗阻等影响孕产妇生命的疾病 1.4 泌尿系统疾病：急、慢性肾脏疾病伴高血压、肾功能不全（肌酐超过正常值上限的 1.5 倍） 1.5 内分泌系统疾病 1.5.1 糖尿病并发肾病 V 级、严重心血管病、增生性玻璃体视网膜病变或玻璃体积血、周围神经病变等 1.5.2 甲状腺功能亢进并发心脏病、感染、肝功能异常、精神异常等疾病 1.5.3 甲状腺功能减退引起相应系统功能障碍，基础代谢率小于 -50% 1.5.4 垂体泌乳素瘤出现视力减退、视野缺损、偏盲等压迫症状 1.5.5 尿崩症：中枢性尿崩症伴有明显的多饮、烦渴、多尿症状，或合并有其他垂体功能异常 1.5.6 嗜铬细胞瘤等 1.6 血液系统疾病 1.6.1 再生障碍性贫血 1.6.2 血小板减少症（血小板计数 $<30 \times 10^9 L^{-1}$）、血小板进行性下降或伴有出血倾向 1.6.3 重度贫血（血红蛋白 $\leqslant 40g/L$） 1.6.4 白血病 1.6.5 凝血功能障碍伴有出血倾向（如先天性凝血因子缺乏、低纤维蛋白原血症等）

评估分级	孕产妇相关情况
红色 （高风险）	1.6.6 血栓栓塞性疾病（如下肢深静脉血栓、颅内静脉窦血栓等） 1.7 免疫系统疾病活动期,如系统性红斑狼疮、重症 IgA 肾病、类风湿性关节炎、干燥综合征、未分化结缔组织病等 1.8 精神病急性期 1.9 恶性肿瘤 1.9.1 妊娠期间发现的恶性肿瘤 1.9.2 治疗后复发或发生远处转移 1.10 神经系统疾病 1.10.1 脑血管畸形及手术史 1.10.2 癫痫全身发作 1.10.3 重症肌无力（病变发展至延髓肌、肢带肌、躯干肌和呼吸肌） 1.11 吸毒 1.12 其他严重内、外科疾病等 2. 妊娠期间的并发症 2.1 三胎及以上妊娠伴发心肺功能减退 2.2 凶险性前置胎盘,胎盘早剥 2.3 红色预警范畴疾病产后尚未稳定
紫色 （孕妇患有传染性疾病）	所有妊娠合并传染性疾病——如病毒性肝炎、梅毒、人类免疫缺陷病毒（HIV）感染及艾滋病、结核病、重症感染性肺炎、特殊病毒感染（H1N7、寨卡病毒等）

注:除紫色标识孕妇可能伴有其他颜色外,如同时存在不同颜色分类,选择较高风险的分级标识。

姓名_____出生日期_____年龄_____（周岁）妊娠周数_____（周）

证件号码_____

联系电话_____

筛查结果（主要危险因素）

_____

_____

_____

转诊日期_____年_____月_____日

转出机构_____　　医生签名_____

---------------------- **以下由接诊机构填写** ----------------------

姓名_____出生日期_____年龄_____（周岁）妊娠周数_____（周）

接诊日期_____年_____月_____日

目前诊断：

_____

_____

_____

妊娠风险评估分级（请在相关项目上打钩）

　　　　　　　　　□绿色

　　　　　　　　　□黄色

　　　　　　　　　□橙色

　　　　　　　　　□红色

　　　　　　　　　□紫色

接诊机构_____　　医生签名_____

图 7-1　孕产妇妊娠风险筛查阳性转诊单

（三）孕产妇的管理与转诊

1. 分类管理原则　医疗机构根据孕妇妊娠风险评估分级情况，对其进行分类管理。

（1）除"绿色"低风险人群外，均应建议孕产妇在二级以上医疗机构接受孕产期保健和住院分娩。

（2）对妊娠风险分级为"黄色"的孕产妇,应当建议其在二级以上医疗机构接受孕产期保健和住院分娩。如有异常,应当尽快转诊到三级医疗机构。

（3）对妊娠风险分级为"橙色"的孕产妇,应当建议其在县级及以上危重孕产妇救治中心接受孕产期保健服务。有条件者,原则上应当在三级医疗机构住院分娩。

（4）对妊娠风险分级为"红色"的孕产妇,应当建议其尽快到三级医疗机构接受评估以明确是否适宜继续妊娠。如适宜继续妊娠,应当建议其在县级及以上危重孕产妇救治中心接受孕产期保健服务,原则上应当在三级医疗机构住院分娩。

（5）对妊娠风险分级为"紫色"的孕产妇,应当按照传染病防治相关要求进行管理,并落实预防艾滋病、梅毒和乙肝垂直传播综合干预措施。

2. 严格落实高危专案管理

（1）对象:医疗机构要把妊娠风险分级为"橙色""红色"和"紫色"的孕产妇作为重点人群纳入高危孕产妇专案管理。

（2）措施:要严格落实高危孕产妇专案管理措施,保证专人专案、全程管理、动态监管、集中救治,确保做到"发现一例、登记一例、报告一例、管理一例、救治一例"。对妊娠风险分级为"橙色"和"红色"的孕产妇,要及时向辖区妇幼保健机构报送相关信息,与上级危重孕产妇救治中心共同研究制订个性化管理方案、诊疗方案和应急预案。对于患有可能危及生命的疾病不宜继续妊娠的孕妇,应当由副主任以上任职资格的医师进行评估和确诊,告知本人继续妊娠风险,提出科学严谨的医学建议,见图7-2。

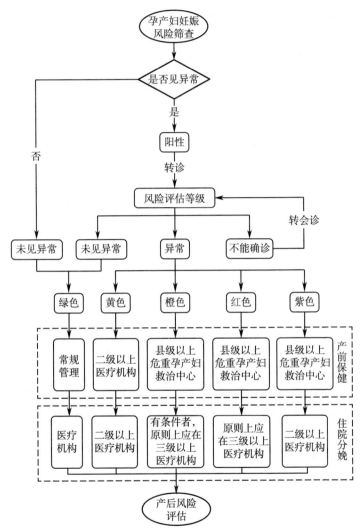

图 7-2 孕产妇妊娠风险评估与管理工作流程图

（杨 帅 刘 冰）

第二节　预警系统起源与发展

　　孕产妇死亡率是评价产科医疗水平的重要指标。研究显示，40%~50%的产科死亡是可避免的，大量的孕产妇死亡前都曾经历识别、诊断和治疗的延迟，即便是专业医师识别孕产妇病情不稳定的早期征象也存在困难。如果能在孕产妇病情急速进展之前识别生理预警征象并及早采取干预措施，将有效地改善孕产妇不良结局。当前国内早期预警评分的研究人群主要集中在普通成人、儿童或新生儿，目前的预警系统不适合孕产妇特殊人群，且评估指标和触发阈值尚未形成统一的标准，触发机制和应急处理等方面也存在一定的差异，因此，开发一种能够在孕产妇病情急剧恶化前提供警示的系统至关重要。目前，国内对于早期预警评分的研究主要聚焦于普通成人、儿童或新生儿，缺乏针对孕产妇的特殊预警系统。

一、早期预警系统的起源与发展

　　1. 起源　1997 年英国设计了早期预警评分系统（early warning system，EWS），并迅速在医疗领域得到广泛应用。EWS 为床旁医护人员提供了一个更加客观、系统的患者状况评估工具，有效提高了病情监测与评估的准确性。

　　2. EWS 的诞生　经过一段时间的实践与应用，EWS 得到了进一步的完善与发展，最终形成了改良早期预警评分系统。这一系统在保留了原 EWS 优点的基础上，进行了更为精细化的调整和优化。

　　3. 产科早期预警的特殊性　然而在产科领域，许多指标对于孕产妇并不适用,非产科的 EWS 和 MEWS 在产科情境下的其敏感性及特异性表现并不理想。

4. 英国改良产科早期预警系统 借鉴 EWS,英国又建立了基于产科人群的 EWS。英国母儿健康保密调查机构推荐常规在妊娠、分娩以及产后使用改良产科早期预警系统(the modified early obstetric warning system,MEOWS),当出现 1 个明显异常参数(红色预警参数)或者出现 2 个中等程度异常指标(黄色预警参数),系统即被触发。

5. 美国产科早期预警标准 美国妇产科医师学会以及美国产科麻醉和围产协会等组成的生命体征预警指标小组委员会起草了单参数的产科早期预警标准(the maternal early warning criteria,MEWC)。与英国改良产科早期预警系统不同的是,MEWC 未将体温及疼痛作为预警参数,而尿量被纳入为预警参数之一。只要单一参数出现异常时,即要求立即进行床旁评估,必要时进行紧急诊断与治疗干预。一旦紧急诊断患者病情危重或病情极有可能恶化为危重状态,立即启动治疗,升级医疗服务(启动产科紧急应答团队、快速反应团队、转运至更高级别的医疗单位或医疗机构)。但临床上存在一些情况即便符合预警参数的界限也可能是非危重状态。因此,启动床旁评估后,若发现必须进行紧急诊断与干预,则需要定制后续的监测、报告病情以及临床回顾计划。反复出现早期预警参数需要增加监测的强度与密度,直至最终诊断明确或预警解除。

(杨 帅)

二、我国产科早期预警的探索

我国目前也有一些医院在尝试建立产科早期预警工具,

但尚未有一个比较成形的预警体系。在参数设置和参数预警的阈值设置上还需要进一步探讨。广州医科大学附属第三医院通过多年的实践,建立了基于快速反应团队的早期预警管理模式。所有孕产妇在门、急诊、入院时、病情变化时,根据收集到患者的主观和客观资料,立刻用早期预警标准进行评估,一旦达到预警标准,立即启动产科快速反应团队并进行持续的评估,预警的标准如表7-3。

表7-3　快速反应团队启动的预警标准(黄色预警)

项目	预警标准
意识改变	淡漠、谵妄、烦躁不安、意识不清、乱语
体温变化	持续高热(≥39℃)或体温不升(≤35℃)
呼吸变化	SpO_2≤90%;呼吸频率(RR)≤16次/min或≥25次/min;不能完整表达语句
循环变化	血压≤90/60mmHg或≥160/100mmHg;心率≤50次/min或≥120次/min,血压较基础血压下降或上升≥30%
出血风险	不明原因的单次阴道流血≥100ml
危急值	[Mg^{2+}]<0.4mmol/L或>3mmol/L;血小板计数≤30×10^9L^{-1};血红蛋白≤60g/L;活化部分凝血活酶时间(APTT)>80秒;血浆凝血酶原时间(PT)>25秒;纤维蛋白原<1.5g/L;pH≤7.2或≥7.55;[K^+]<3.0mmol/L或>6mmol/L等
疼痛问题	反复诉有剧烈疼痛,经常规处理无法缓解
胎儿风险	NST无反应型;胎心率监护Ⅲ类
其他情况	以上未涉及的其他危及生命的症状或体征等

(杨　帅)

第三节 "321"高危妊娠管理模式

广州医科大学附属第三医院产科是国家临床重点专科，广东省产科重大疾病重点实验室，广州重症孕产妇救治中心，每年接收大量严重高危孕产妇，接收上千例转诊急危重症孕产妇。中心通过多年的临床实践积累了一定的经验，建立了"321"高危妊娠管理模型。

"3"的第一个含义是表示门诊、住院或急诊管理。门诊通过高危因素筛查，疾病症状和检查发现疾病变化的早期预警信号；急诊用于处理紧急情况和接收入院患者；住院是为了规范化管理和终止妊娠。三者密切相关，且由产科医生全程负责。"3"的第二个含义是产前、产时和产后管理，这两组"3"确保患者在整个围产期内可以得到连续的护理。

"2"代表根据更新的指南进行标准化治疗，并对临床人员进行模拟演习。每周都会讨论学习新指南，并强调可以应用于治疗中的新变化。此外，每月还会进行一次模拟演习，例如产后出血、紧急剖宫产或子痫。

"1"代表高危妊娠管理中的多学科团队合作。

一、三色预警管理体系

本中心建立的基于快速反应团队的三色预警管理体系，是一种针对住院患者的预警管理模式。不同于门诊患者的五色管理方法，三色预警管理体系主要用于管理住院患者，用颜色预警区分不同的疾病严重程度，采用红色、黄色、蓝色的三级预警管理方案，即将重症孕产妇按照不同预警标准予以不同颜色的标志（红色、黄色、蓝色），并根据制订的预警处理流程决定是否通知不同级别的医师或相关专家,迅速建立快速反应团队予以相应的处理和持续性评估。

1. 红色预警

(1)每15~30分钟监测生命体征。

(2)报告当班组长/护士长参与护理,报告救治中心主任/值班三线医师。

(3)遵医嘱告知家属患者病危,通知医务科组织院内外专家讨论,共同拟定治疗方案。

(4)需要生命支持时转入ICU进一步治疗。

2. 黄色预警

(1)每30~60分钟监测生命体征。

(2)报告当班组长参与护理,报告医疗组组长/值班二线医师。

(3)遵医嘱告知家属患者病危,通知妇产科研究所组织院内相关专家讨论,共同拟定治疗方案。

(4)必要时转入相关专科进一步治疗。

3. 蓝色预警

(1)每1~2小时监测生命体征。

(2)报告上级护士参与护理,报告中心主治医师查房。

(3)遵医嘱告知家属患者病重,通知中心主任组织科内讨论,共同拟定治疗方案;必要时请院内相关专家会诊。

二、预警标准

根据预警标准启动预警后管床护士在护士站、医师办公室、孕产妇的床头卡及孕产妇住院信息一览表等处设置明显颜色标志,保证信息的准确传递,便于护士在床旁快速评估病情及医护人员交接班后病情的准确评估。同时,建立了预警标准的标准化管理流程。

1. 预警标准"上墙"　将预警标准及处理流程制作成展板挂在治疗室及医师办公室墙上,便于医护人员在孕产妇入院时快速评估病情。

2. 预警标志统一化　在护士站及医师办公室醒目的位置建立三色预警标志栏并在交班报告中注明,使接班护士能很清楚地知道孕产妇病情的严重程度并加强观察,从而起到很好的预警效果。

3. 评估流程标准化　规定所有孕产妇必须在入院时、病情变化时、从 ICU 转入病房时进行预警评估,一旦达到预警标准,立即启动快速反应团队,并按相应的预警标准进行相应的处理和持续性评估。

4. 管理流程标准化　在门诊被评估为黄色、橙色、红色、紫色的孕产妇,以及在住院期间被医生给予颜色预警的住院患者,出院后均会在高危妊娠护理门诊接受随访。对患者进行个案管理,保证专人专案、全程管理、动态监管、集中救治,确实做到"发现一例、登记一例、报告一例、管理一例、救治一例"。与医生一起制订个性化管理方案、诊疗方案和应急预案。

（杨　帅）

第八章 高危妊娠护理门诊规章制度

第一节 高危妊娠护理门诊制度与职责

高危妊娠护理门诊必须建立出诊人员资质准入、出诊人员职责、出诊人员行为标准、各项技术操作规范、工作流程、会诊及多学科病例讨论、健康教育、统计上报、档案管理、知情同意等制度。

出诊护士职责可见下列9点。

1. 为高危孕产妇提供围产期健康教育。

2. 做好高危孕产妇的早期识别及病情监测。

3. 提供妊娠期营养、体重管理的指导。

4. 围产期用药指导：根据医生医嘱及药学科专业意见指导孕产妇正确服药，做好用药期间的健康监测，做好监测记录。

5. 产后快速康复指导：将产后快速康复的指导时机前移，为孕产妇提供能有效避免产后尿潴留、肠梗阻、深静脉血栓等并发症的康复指导及准备工作。

6. 母婴分离母乳喂养指导：告知孕产妇母婴分离的原因并指导其避免之，使孕产妇顺利实现母乳喂养。

7. 提供不良妊娠结局孕产妇的心理康复指导。

8. 高危孕产妇随访：对未分娩的高危孕妇，定期追踪有无按时产检、分娩结局；已分娩的产妇，随访恶露、伤口愈合情况及母乳喂养情况。

9. 建档及资料采集：对前来就诊的孕产妇进行信息采集及建档。

（杨　淳　刘　冰）

第二节　高危妊娠护理门诊出诊资质要求

高危妊娠护理门诊出诊人员须具备以下资质。

1. 取得中华人民共和国护士执业证书。

2. 产科护士临床连续工作时间≥10年，或具有专科护士资格证的产科护士临床连续工作时间≥5年。

3. 本科以上学历，主管护师以上职称。

4. 具有一定的沟通能力、团队合作能力。

5. 具有心理咨询、营养咨询、母乳喂养咨询等相关培训经历。

（杨　淳　伍学娟）

第三节　高危妊娠护理门诊健康
评估及教育处方

一、高危妊娠护理门诊健康评估

1. 基本评估　生命体征是否平稳及有无危急情况须立即处理，见表8-1。

2. 病史评估　包括个人基本资料、现病史、既往史、过敏史、孕产史及家庭史等。

3. 专科评估　专科体格检查、查看产检资料、评估高危妊娠因素。

表 8-1 高危妊娠护理门诊评估表

一、人口学特征基本资料
姓名： 年龄： 门诊号：
教育程度：□小学 □初中 □高中 □本科及以上
婚姻状态：□未婚 □已婚 □离异 □丧偶
民族：□汉族 □其他：_____ 职业：_____
宗教信仰：□无 □有：_____
个人史：吸烟：□无 □有，____支/天； 饮酒：□无 □有，____ml/天
二、五大维度评估
（一）疾病病症
1. 诊断病种：□前置胎盘及胎盘植入 □妊娠期高血压疾病 □妊娠合并内科疾病 □妊娠合并外科疾病 □妊娠合并妇科疾病 □其他合并症
2. 健康史
（1）现病史：_____
母体情况评估：_____
体温：____℃；脉搏/心率：____次/min；呼吸：____次/min；血压：__/__mmHg
孕（次）：____产（次）：____妊娠周数：____周 末次月经时间：__年__月__日

续表

预产期：__年__月__日　□产褥期____天
受孕方式：□自然受孕　□人工助孕（□促排卵　□人工授精　□试管）
宫口：□未查　□肛门检查　□阴道检查（□未开　□开大____cm　□先露____cm）
宫缩：□无　□有　□偶有　□不规律　□规律（开始时间：____持续时间：____间隔时间：____）
阴道流血：□无　□有（□少许　□月经量正常　□月经量过多　□颜色：____　□性状：____）
阴道异常分泌物：□无　□有（□血性　□脓性　□水样　量____ml）□其他：____
妊娠期用药情况：□无　□有:（妊娠____周开始）
下肢水肿：□无　□有（□+　□++　□+++　□++++）
（2）既往史：□无　□有（__年__月,诊断：_____）
（3）过敏史：□无　□有（食物：_____;药品：_____;其他：_____）
（4）传染病史：□无　□有（□梅毒　□传染性肝炎　□艾滋病　□其他：_____）
（5）家族史：□无　□有（□糖尿病　□高血压　□心脏病　□哮喘　□遗传性疾病　□其他：_____）
（6）孕产史:孕____产____

既往孕产史:□无　□顺产　□剖宫产(□选择性剖宫产　□急诊剖宫产) 最后一次剖宫产__年__月　□臀牵引　□阴道助产(□产钳助产□胎吸助产)
不良孕产史:　□无　□有(□流产__次　□早产__次　□难产□死胎____次　□死产____次 □畸胎　□产后出血　□异位妊娠　□其他:_____)
胎儿情况评估:_____
胎儿:□单胎　□双胎　□其他:_____
胎方位:□左枕前位(LOA)　□右枕前位(ROA)　□左骶前位(LSA)　□右骶前位(RSA)　□左肩前位(LSCA)　□右肩前位(RSCA)　□左枕横位(LOT)　□右枕横位(ROT)　□左枕后位(LOP)　□右枕后位(ROP)　□胎位不清　□其他:_____
胎心率:____次/min　胎动:□正常　□其他:_____
胎动次数:____次/h 胎动开始时间:__年__月__日
胎儿相关诊断:□无　□巨大儿　□胎儿宫内发育迟缓(____周)□脐带绕颈(____周)
□胎儿宫内窘迫　□胎儿畸形
胎膜:□未破　□已破　时间:____ 羊水性质:□清　□浑浊(□Ⅰ度□Ⅱ度　□Ⅲ度)
□未见流出 □其他:_____　□怀疑胎膜早破
3. 母乳喂养相关评估(详细)
乳房:□发育正常　□其他:_____
乳头形状:□正常　□扁平　□内陷　□其他:_____

续表

乳房手术：□无　□有（□乳房缩小成形术　□隆胸术　□其他：_____）
母乳喂养经历：□无　□有（存在困难：□是　□否）
正在服药：□无　□有（所服药物：_____）
母乳喂养知识培训：□无　□有（□上课　□网络　□电视　□咨询门诊　□书面宣教）
母乳喂养知识掌握情况：□掌握　□部分掌握　□未掌握
4. 实验室辅助检查
异常结果记录：_____
（二）健康状况评估
1. 疼痛
□无　□有（□生理性疼痛　□病理性疼痛）：疼痛等级评分：____分　部位：____（□间歇性　□持续性）
药物依赖：□无　□有，名称：_____
2. 睡眠状态是否正常
□是　□否　□使用辅助药物：_____
3. 皮肤黏膜
□完整　□苍白　□黄疸　□发绀　□出血　□皮疹　□破损（部位：____范围：____cm 程度：____）
□水肿（部位：____程度：□Ⅰ度　□Ⅱ度　□Ⅲ度　□Ⅳ度　性质：□凹陷性　□非凹陷性）
静脉曲张：□无　□有　（部位：____）
4. 体重与营养

续表

食欲：□正常　□不振　□增加
饮食：□普食　□特殊饮食＿＿＿
营养状态：＿＿＿身高：＿＿＿cm 孕前体重 / 目前体重：＿/＿kg BMI：＿＿＿kg/m²
妊娠期增重：＿＿＿＿＿＿
（三）生理功能评估
1. 循环系统
□无症状　□胸闷　□心悸心慌　□呼吸困难（□劳力性呼吸困难 □夜间阵发性呼吸困难　□端坐呼吸困难）□其他：＿＿＿＿＿＿
2. 呼吸系统
□无症状　□气促　□呼吸困难　□咳嗽　□咳痰（颜色：＿＿＿性 质：＿＿＿）□喘息
3. 神经系统
□无症状　□头痛　□头晕　□视物模糊　□抽搐　□言语障碍 （□含糊　□失语）
4. 消化系统
□无症状　□恶心　□呕吐　□腹胀
5. 排泄功能
排尿：□未发现异常　□膀胱刺激征　□排尿困难　□血尿　□留 置尿管　□其他：＿＿＿＿＿＿
排便：□正常（次数：每天＿＿＿次）□便秘（＿＿＿天 1 次）□腹泻 □其他：＿＿＿＿＿＿

续表

6. 心理状态和情绪 □紧张　□焦虑　□抑郁　□恐惧　□分娩前恐惧、紧张　□剖宫产手术恐惧　□分娩前抑郁　□有心理评估要求　□有精神创伤史 □其他：_____
（四）自理能力评估
四肢活动 □自如　□障碍（□左上肢　□左下肢　□右上肢　□右下肢）
日常生活活动能力评估 □正常　□异常
（五）风险评估
1. 跌倒高危人群：□否　□是
2. 血压控制不佳：□否　□是
3. 血糖控制不佳：□否　□是
4. 血栓风险：□无　□有

二、高危妊娠护理门诊健康教育处方

健康教育处方是科学、规范、有效、精准地为患者提供健康教育服务，帮助患者增强健康责任、采纳健康行为与生活方式、提高治疗的依从性，预防小病变大病，提高生活质量。结合个体化健康教育的需要，健康教育处方包含普及健康知识、倡导健康生活方式、科学就医等多个维度，不能替代医务人员开具的医疗处方，主要用于患者健康生活方式指导，见表8-2。

表 8-2　高危妊娠护理门诊健康教育处方（示例）

日期	评估结果	健康教育处方	下次评估时间	签名
2024 年 01 月 01 日	1. 妊娠 29 周，未掌握自数胎动的方法 2. 2~3 天排便 1 次，大便干结	1. 宣教自行数胎动的方法、正常胎动次数的范围，出现异常情况应就医；发放胎动计数表 2. 开具饮食处方并作对应饮食宣教，指导每天饮水量大于 2 300ml，勿用力排便	2024 年 01 月 08 日	王护士
2024 年 01 月 08 日	1. 已掌握数胎动，每天排软便 1 次 2. 血压升高至 130/80mmHg 3. 体重增加 2kg/ 周 4. 双侧脚踝出现凹陷性水肿	1. 宣教妊娠期高血压的不良妊娠结局，如何自我观察头晕、头痛、视物模糊等症状指导监测血压方法及注意事项 2. 每天应在起床排尿后，吃早餐前监测体重，并及时准确记录 3. 指导准确记录出入量，及如何保持平衡 4. 保证充分休息，睡觉时左侧卧位，使用软枕抬高下肢	2024 年 01 月 15 日	张护士

1. 分析问题　根据评估结果,针对孕妇的高危因素,分析其存在的健康问题。

2. 目标及计划　立足于健康问题,结合患者及家属的需求,共同拟定具体的健康目标及可行的护理计划。

3. 制订健康教育处方

(1)提供对应妊娠周数的营养指导及生活方式指导,确认下一阶段的产检计划。

(2)实施针对性宣教,指导患者及家属如何进行自我监护,并开具对应的健康教育处方,发放相应的健康教育资料。

(3)评估上一阶段的健康教育处方成效。

(杨 淳 刘 冰)

第四节　高危妊娠护理门诊工作流程及制度

一、高危妊娠护理门诊会诊流程及多学科病例讨论制度

1. 遇到疑难病例首先请本专科上级护士指导,无法解决疑难问题时由首诊人员及时发起护理会诊,会诊申请单上要写清病史资料、会诊原因及会诊要求,通过院内办公系统或其他途径传阅至对应专科。

2. 若需两个或以上专科进行会诊,应由本专科负责人发起多学科病例讨论会诊请求,并把病史资料及邀请函等整理传阅至各个专科小组。

3. 普通会诊在 1~3 天内完成,多学科病例讨论在一周内完成。

二、高危妊娠护理门诊接诊流程

高危妊娠护理门诊接诊流程见图 8-1。

三、高危妊娠护理门诊随访工作流程

高危妊娠护理门诊除日常出诊外，还需对高危妊娠出院患者进行随访，高危妊娠随访分专病随访和常规随访，专病随访包括妊娠期高血压疾病、前置胎盘、四级手术、罕见病的患者。除门诊随访外，还可以采用互联网随访或电话随访，见图 8-2。

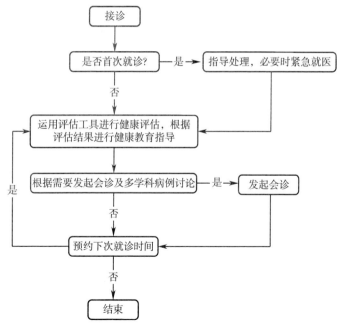

图 8-1 高危妊娠护理门诊接诊流程

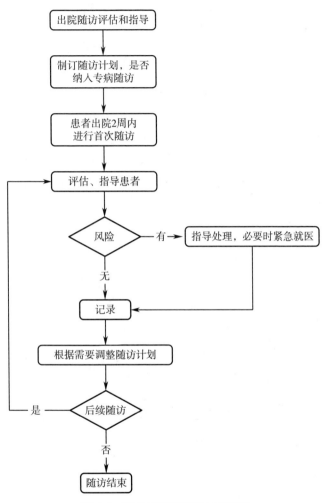

图 8-2 高危妊娠随访工作流程图

（杨 淳 关春敏）

参考文献

［1］魏碧蓉.助产学［M］.北京:人民卫生出版社,2014.

［2］苟文丽,张为远.妊娠期高血压疾病［M］.2版.北京:人民卫生出版社,2022.

［3］CATHERINE NELSON-PIERC.产科学手册［M］.李映桃,陈娟娟,韩凤珍,译.北京:中国科学技术出版社,2022.

［4］HENRY L. GALAN, ERIC R. M. JAUNIAUX, DEBORAH A. DRISCOLL. GABBE.产科学［M］.王少为,译.北京:中国科学技术出版社,2024.

［5］中华预防医学会心身健康学组,中国妇幼保健协会妇女心理保健技术学组.孕产妇心理健康管理专家共识（2019年）［J］.中国妇幼健康研究,2019,30（07）:781-786.

［6］陈敦金,余琳.围孕健康促进［M］.北京:北京大学医学出版社,2022.

［7］GOETZ M, SCHIELE C, MÜLLER M, et al. Effects of a brief electronic mindfulness-based intervention on relieving prenatal depression and anxiety in hospitalized high-risk pregnant women: exploratory pilot study ［J］. Journal of medical internet research, 2020, 22（8）: e17593.

［8］WILLIAMSON S P, MOFFITT R L, Broadbent J, et al. Coping, wellbeing, and psychopathology during high-risk pregnancy: A systematic review［J］. Midwifery, 2023, 116: 103556.

［9］杨长捷,李颖,李享.高危妊娠患者妊娠压力状况及其主要压

力源和影响因素［J］.广西医学,2020,42(19):2603-2606.

［10］刘美彤.《中国孕期妇女平衡膳食宝塔》的科普解读［J］.食品安全导刊,2019(35):73.

［11］中国营养学会.中国居民膳食营养素参考摄入量:2022版［M］.北京:人民卫生出版社,2022.

［12］中国医药教育协会临床合理用药专业委员会,中国医疗保健国际交流促进会高血压分会,中国妇幼保健协会围产营养与代谢专业委员会,等.中国临床合理补充叶酸多学科专家共识［J］.中国医学前沿杂志(电子版),2020,12(11):19-37.

［13］罗太珍,李映桃.助产士门诊手册［M］.广州:广东科技出版社,2021.

［14］安力彬,陆虹.妇产科护理学［M］.7版.北京:人民卫生出版社,2021.

［15］谢幸,孔北华,段涛.妇产科学［M］.9版.北京:人民卫生出版社,2018.

［16］刘可,龙书函,孟珊,等.母乳库支持系统在高危产妇母乳喂养中的应用［J］.第三军医大学学报,2019,41(22):2212-2216.

［17］LIAO W L, LIN M C, WANG T M, et al. Risk factors for postdischarge growth retardation among very-low-birth-weight infants: A nationwide registry study in Taiwan［J］. Pediatrics & Neonatology, 2019, 60 (6): 641-647.

［18］蔡威,汤庆娅,王莹,等.中国新生儿营养支持临床应用指南［J］.临床儿科杂志,2013(12):1177-1182.

［19］孙宁玲.2018年欧洲心脏病学会《妊娠期心血管疾病诊疗指南》中妊娠期高血压疾病简介及解读［J］.中华高血压杂志,2019,27(05):401-403.

［20］中华医学会妇产科学分会妊娠期高血压疾病学组.妊娠期高

血压疾病诊治指南（2020）[J]. 中华妇产科杂志, 2020, 55（04）: 227-238.

[21] VALERIE A.D, KATHLEEN A.K. 产科急诊学[M]. 赵扬玉, 译. 北京: 中国科学技术出版社, 2022.

[22] 郑勤田. 妇产科手册[M].2 版. 北京: 人民卫生出版社, 2022.

[23] VINCENZO B. 母胎医学循证指引[M]. 陈敦金, 刘慧姝, 译. 广州: 广东科技出版社, 2012.

[24] 中华医学会妇产科学分会产科学组. 前置胎盘的诊断与处理指南（2020）[J]. 中华妇产科杂志, 2020, 55（01）: 3-8.

[25] 曾婵娟, 张卫社. 妊娠期糖尿病患者的产后管理策略[J]. 中华产科急救电子杂志, 2021, 10（1）: 40-43.

[26] 中华医学会妇产科学分会, 中国妇幼保健协会妊娠合并糖尿病专业委员会. 妊娠期高血糖诊治指南（2022）[第二部分][J]. 中华妇产科杂志, 2022, 57（02）: 81-90.

[27] 李映桃. 妊娠合并糖尿病知识读本[M]. 广州: 华南理工大学出版社, 2017.

[28] 卢荔婕. 1 例产妇死胎的哀伤辅导护理个案管理[J]. 护理学报, 2017, 24（17）: 75-77.

[29] LAFARGE C, MITCHELL K, FOX P. Posttraumatic growth following pregnancy termination for fetal abnormality: The predictive role of coping strategies and perinatal grief[J]. Anxiety, Stress, & Coping, 2017, 30（5）: 536-550.

[30] SETUBAL M S, BOLIBIO R, JESUS R C, et al. A systematic review of instruments measuring grief after perinatal loss and factors associated with grief reactions[J]. Palliative & supportive care, 2021, 19（2）: 246-256.

［31］刘颖,赵敏慧.对围产期丧失胎儿或新生儿家庭进行悲伤支持的研究进展［J］.中华护理杂志,2019,54(1):125-130.

［32］张琴,曾白兰,涂素华,等.非自愿终止妊娠妇女悲伤反应影响因素研究［J］.现代预防医学,2019,46(15):2761-2766.

［33］KÖNEŞ M,YILDIZ H. The level of grief in women with pregnancy loss: A prospective evaluation of the first three months of perinatal loss［J］. Journal of Psychosomatic Obstetrics & Gynecology,2021,42(4):346-355.

［34］崔芳芳,李秋芳,赵毛妮.国内外哀伤辅导的研究进展［J］.中华护理教育,2017,14(11):872-876.

［35］王佳洁,陈晓雯,黄蓉.死胎临床护理伦理困境与思考［J］.中国医学伦理学,2017,30(11):1347-1350.

［36］O'LEARY J,WARLAND J. Untold stories of infant loss: the importance of contact with the baby for bereaved parents［J］. Journal of Family Nursing,2013,19(3):324-347.

［37］陈维樑,钟莠菊.哀伤心理咨询:理论与实务［M］.北京:中国轻工业出版社,2006.

［38］申乔乔,冯现刚,梁韵仪,等.围产期哀伤辅导指南的系统评价［J］.中华护理杂志,2021,56(9):1329-1334.

［39］SUN W,DU P,YU L,et al. Exploring Experiences with "321" Model Management for High-Risk Pregnancy: A Qualitative Study［J］. Maternal-Fetal Medicine,2023,5(1):51-53.

［40］黄金.营养管理护士临床工作手册［M］.北京:人民卫生出版社,2018.

［41］欧尽南.药疗咨询护士临床工作手册［M］.北京:人民卫生出版社,2018.

56